Ostéopathie
Principes et applications ostéoarticulaires

OSTÉOPATHIE

L'anneau pelvien

T. Liévois
ISBN : 2-84299-738-7

Diagnostic ostéopathique général

A. Croibier
ISBN : 2-84299-655-0

Manipulations de la prostate

J.-P. Barral
ISBN : 2-84299-654-2

Manipulations des nerfs périphériques

J.-P. Barral, A. Croibier
ISBN : 2-84299-599-6

Manipulations viscérales 1

J.-P. Barral, P. Mercier
ISBN : 2-84299-620-8

Manipulations viscérales 2

J.-P. Barral
ISBN : 2-84299-621-6

Le thorax : manipulations viscérales

J.-P. Barral
ISBN : 2-84299-690-9

Ostéopathie
Principes et applications ostéoarticulaires

Olivier Auquier

Avant-propos
Jean-Pierre Barral

Préface
Pr Xavier Sturbois

ELSEVIER
MASSON

Olivier Auquier
Ostéopathe DO ; diplômé de l'European School of Osteopathy (Maidstone, Angleterre)
olivier.auquier@olea.be

Ostéopathie. Principes et applications ostéoarticulaires
Responsable éditorial : Marie-José Rouquette
Éditeur : Peggy Lemaire
Chef de projet : Aude Cauchet
Conception graphique et maquette de couverture : Véronique Lentaigne
Illustrations et dessins : © Eléonore Lamoglia
Les figures 1.2, 1.5, 1.6, 1.7, 1.8, 1.9 sont reproduites avec l'aimable autorisation du Still National Osteopathic Museum, Kirksville, MO, États Unis
La figure 2.1 est reproduite avec l'aimable autorisation de Madame Dummer.

62, rue Camille-Desmoulins, 92442 Issy-les-Moulineaux cedex
http://france.elsevier.com

Photocomposition : MCP, 45774 Saran cedex (France)
Imprimé en Italie par LegoPrint, 38015 Lavis (Trento)
Dépôt légal : avril 2007

ISBN : 978-2-84299-806-6

Sommaire

Avant-propos

Au cours de ces dernières années, nombre de livres ont été publiés sur la pratique des manipulations ou les techniques ostéopathiques appliquées aux divers appareils de l'organisme humain. Si les livres consacrés à l'ostéopathie rappellent régulièrement que l'ostéopathe se doit d'être un praticien généraliste, ce livre se démarque justement par la vision d'ensemble de l'ostéopathie qu'il propose.

Cela fait très longtemps que je connais Olivier Auquier, d'abord comme élève et ensuite, très rapidement, comme ami. Nous avons tout de suite senti que nous partagions le même enthousiasme et la même passion pour ce noble art qu'est l'ostéopathie.

Toutefois, si l'ostéopathie est un art, elle n'en repose pas moins sur des sciences de base comme l'anatomie et la physiologie. Olivier Auquier, homme de terrain, a eu cette volonté d'aider ses patients en travaillant sans relâche les fondements de l'ostéopathie. Animé par sa capacité de partager ses connaissances, de communiquer ses découvertes, c'est tout naturellement qu'il s'est consacré à l'écriture de cet ouvrage pour aider les élèves et les étudiants à mieux aborder la difficile pratique de l'ostéopathie. Ce livre est l'une des clefs fondamentales pour mieux connaître le corps humain afin de l'aider à fonctionner de façon optimale.

Jean-Pierre Barral

Préface

Olivier Auquier est à ce jour un des plus brillants défenseurs de l'ostéopathie ! Il n'hésite pas à relever des traces de pratiques ostéopathiques dans le passé. Elles concernent tour à tour Ramsès II, Hippocrate, Galien...

Olivier Auquier relate comment l'ostéopathie apparaît 3500 ans plus tard dans la partie orientale des États-Unis d'Amérique, suite à la colonisation. Il faut constater que l'ostéopathie se distingue dès l'origine de la pratique médicale, elle-même en proie au désastre de la guerre de sécession. Le retour de l'ostéopathie en Angleterre et la confiance qu'elle gagne avec le temps, lui permettent d'installer et d'organiser l'enseignement de haut niveau. C'est dans cette filiation que s'inscrit Olivier Auquier qui par cet ouvrage défend les principes et la philosophie de l'ostéopathie vis-à-vis de laquelle il montre une attitude missionnaire. La partie de l'ouvrage consacrée aux applications pratiques du système ostéoarticulaire est fort bien illustrée et permet à chacun de consacrer le temps nécessaire à une réflexion critique indispensable basée sur l'anatomie, la physiologie et la pathologie.

Olivier Auquier est comme ces chefs indiens admirablement peints sur toile par l'artiste Catlin : il est sage mais entreprenant, il est capable d'aller au combat, il peut s'exposer, il sait où est son rêve et que celui-ci est la marche de l'éternité...

Professeur émérite Xavier Sturbois, MD
(UCL, Belgique)
Membre individuel du COIB

Introduction

Petit à petit mais irrévocablement, la médecine ostéopathique trouve sa légitimité parmi les systèmes de soins occidentaux.

Bien au-delà de l'éphémère phénomène de mode, l'ostéopathie convainc par son efficacité et son innocuité thérapeutique, sa logique analytique et son rôle majeur sur l'économie sociale de la santé.

L'ostéopathie « est en mouvement » et, à ce titre, elle évolue autant dans son concept que dans sa technicité. Les outils thérapeutiques se précisent, se perfectionnent régulièrement et leur classification est de mieux en mieux structurée, ce qui, d'un strict point de vue pédagogique, représente un intérêt indéniable.

Si, historiquement la sphère de compétence de l'ostéopathie traditionnelle concernait exclusivement ou presque l'appareil ostéoarticulaire, à ce jour, les courants de pensées se diversifient et les techniques thérapeutiques se précisent. Celles-ci sont qualifiées de « tissulaires », « fonctionnelles », « viscérales », « craniosacrées », etc. Toutes complémentaires, elles font partie de l'arsenal thérapeutique de l'ostéopathe. En revanche, le risque est réel de voir apparaître des « praticiens exclusifs », allant jusqu'à identifier leur travail en se référant à la technique utilisée en dehors de toute réflexion ostéopathique conceptuelle.

L'ostéopathie est indivisible et ne peut pas être compartimentée. Chaque réflexion qu'elle suggère ou chaque technique qu'elle propose doit se référer aux concepts de base, ce qui ne signifie nullement que ces derniers soient dogmatiques.

Pourtant, il est bien évident et incontestable que l'organisme humain ne peut être réduit à un ensemble mécanique strictement soumis ou asservi aux lois physiques universelles. Bien d'autres systèmes – biologique, physiologique, morphopsychologique, sociologique, etc. – sont déterminants pour qualifier les systèmes de vie et de santé.

En rédigeant cet ouvrage, nous avons mis l'accent sur cet aspect mécaniste incontournable et peut-être négligé. Nous proposons donc aux lecteurs une vision différente de ce qui devrait être pour chaque ostéopathe le fondement de sa science et de son art. Il n'est absolument pas question pour nous de négliger ou de sous-estimer les autres approches fonctionnelles, puisque nous les utilisons quotidiennement. En revanche, nous pensons qu'elles interviennent en seconde intention.

« La structure gouverne la fonction » ! Qu'on le veuille ou non, l'organisme est soumis aux forces gravitationnelles qui influencent de manière déterminante sa structure, son architecture et donc aussi sa fonction. Bien connaître les principes physiques élémentaires permettant à notre organisme de s'adapter aux forces en présence et bien comprendre comment il les utilise à des fins fonctionnelles demeure la clé de la réussite de la vraie ostéopathie.

Dans cet ouvrage, nous rappelons aux lecteurs les principes de l'ostéopathie et leur application dans le système ostéo-articulaire, principal vecteur de transmission des forces et des contraintes que notre organisme subit en permanence.

Quelles sont ces forces ? Qu'est-ce qu'une contrainte ? Comment l'organisme s'y adapte-t-il, comment se protège-t-il contre leurs effets destructeurs ou comment les utilise-t-il ? Voilà quelques questions que nous aborderons succinctement dans cet ouvrage, sans oublier d'en retirer toutes les implications pratiques et utiles.

En proposant ces lignes, nous espérons rendre à « l'ostéopathie structurelle » la première place qui lui revient non seulement dans la démarche diagnostique, mais aussi par les outils thérapeutiques qu'elle propose et qui évoluent sans cesse.

Remerciements

En reconnaissance aux Professeurs et Maîtres à l'École européenne d'ostéopathie à Maidstone, Kent, England :

- Thomas Dummer †
- John Werham
- Barrie Savory

À Céline et Charlotte
À mon ami le docteur Luc Dubru

Mes remerciements s'adressent à Mesdames

Julie Rouffiange
Marie-José Rouquette
Peggy Lemaire
Rébecca Govin
Eléonore Lamoglia

Chapitre 1

Histoire de l'ostéopathie

Chapitre 1
Histoire de l'ostéopathie

Quand on renie le passé, on perd l'avenir.

Dulce Maria Cardoso

Introduction

De tout temps, on a utilisé les mains pour soulager, apaiser, guérir. Dans la Préhistoire déjà, puis dans l'Antiquité, les pratiques manuelles faisaient partie intégrante de l'art de guérir. On en trouve les premières traces en Égypte, sur une fresque de la tombe de Ramsès II, où est représentée une manœuvre de mobilisation thérapeutique du coude. Au Ve siècle avant notre ère, en Grèce, Hippocrate (460 av. J.-C.–370 av. J.-C.) (figure 1.1) décrit dans son *Traité des articulations* quelques manipulations des membres et des vertèbres qui s'apparentent de façon étonnante à nos techniques actuelles.

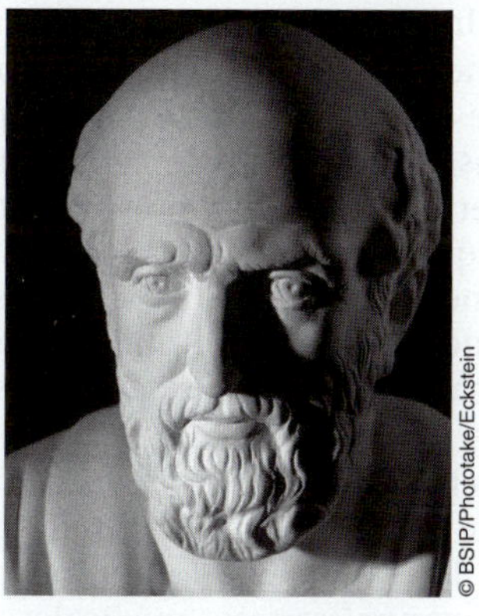

Figure 1.1. Hippocrate.

Aujourd'hui, les thérapies manuelles sont très nombreuses. L'ostéopathie est l'une d'elles. Elle considère la main comme un instrument thérapeutique idéal, mais aussi comme une « interface » privilégiée entre le thérapeute et son patient.

La main donne autant qu'elle reçoit. Grâce à son extraordinaire sensibilité à la perception, elle renseigne le praticien sur les plus infimes variations dans la tension des tissus organiques. De plus, elle est capable, en s'adaptant continuellement, de réaliser des techniques extrêmement spécifiques dans des conditions très particulières.

Si l'histoire des thérapies manuelles est très ancienne, celle de l'ostéopathie ne date cependant que de la seconde moitié du XIXe siècle. Elle est étroitement reliée à celle de son inventeur, Andrew Taylor Still (1828–1917), un médecin américain dont la vie est intéressante pour plusieurs raisons. En premier lieu, elle s'est déroulée dans une époque très troublée, marquée de conflits de tous ordres. Ensuite, elle permet de comprendre le cheminement qui, peu à peu, a mené cet homme à découvrir puis à codifier l'ostéopathie et ses grands principes, qui sont encore aujourd'hui les fondements de la philosophie de l'ostéopathie. Ces principes sont naturels et universels. Ils servent aussi de référence et de guide lors de chaque acte thérapeutique dans la pratique quotidienne de la médecine ostéopathique.

Ostéopathie. Principes et applications ostéoarticulaires

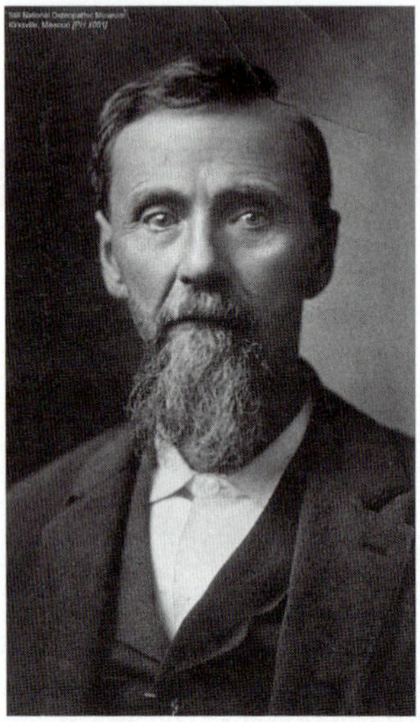

Figure 1.2. Portrait d'Andrew Taylor Still. Reproduit avec l'aimable autorisation du Still National Osteopathic Museum, Kirksville, MO

Andrew Taylor Still, père de l'ostéopathie

Qui comprend, invente.

Louis Scutenaire

Andrew Taylor Still (1828–1917) (figure 1.2) naît le 6 août 1828 dans le comté de Lee, en Virginie. C'est le troisième enfant de Martha et Abraham Still, des pionniers méthodistes qui participent à la colonisation des États-Unis. Le pays ne compte alors que 24 États, tous situés dans la partie est du territoire (figure 1.3). Le Centre et l'Ouest n'ont pas encore été colonisés. Ce sont des terres sauvages, au climat rude, peuplées seulement par quelques tribus indiennes, et qui attirent les pionniers, pour la plupart des immigrants partis à la recherche d'un avenir meilleur.

En 1837, Andrew a 9 ans. Son père est envoyé comme pasteur dans une petite ville du nord-est du Missouri, près d'une réserve d'Indiens. La famille s'y installe, achète une ferme et l'exploite. Abraham améliore le quotidien de sa famille nombreuse par l'agriculture et l'exercice de la médecine, ce qui était courant à l'époque pour un pasteur, car on ne faisait guère la différence entre les maux de l'âme et ceux du corps.

Sur le chemin de la médecine

Dès son plus jeune âge, Andrew Still s'initie aux travaux de la ferme mais aussi à la pratique de la médecine, aux côtés de son père. Vers l'âge de 10 ans, souffrant régulièrement de maux de tête, il découvre par hasard qu'en posant la nuque sur un oreiller soutenu par une corde tendue entre deux arbres, à quelques centimètres du sol, son état s'améliore (figure 1.4). Cet événement constitue, selon lui, sa première découverte en ostéopathie.

En 1849, il épouse Mary Margaret Vaughan et s'installe dans la région de Mâcon, Missouri. En décembre de la même année naît leur première fille, Marusha.

En 1853, il achète une ferme dans le Kansas, où se trouve son père. Il est nommé missionnaire dans les territoires indiens ; il y passera 22 ans. Il assiste son père en pratiquant la médecine auprès de la population locale tout en se consacrant à l'alphabétisation des Indiens Shawnees.

Aucune loi ne régit alors la formation médicale aux États-Unis. La plupart des médecins, surtout dans le centre et l'ouest, se forment sur le tas, auprès d'un confrère. C'est ce que fait Still au début de sa carrière. Il apprend la médecine auprès de son père et des Indiens, et approfondit ses connaissances par de nombreuses lectures spécialisées.

Au début des années 1860, il intègre l'École de médecine et de chirurgie de Kansas City où il acquiert une formation complète sur les connaissances médicales de son époque.

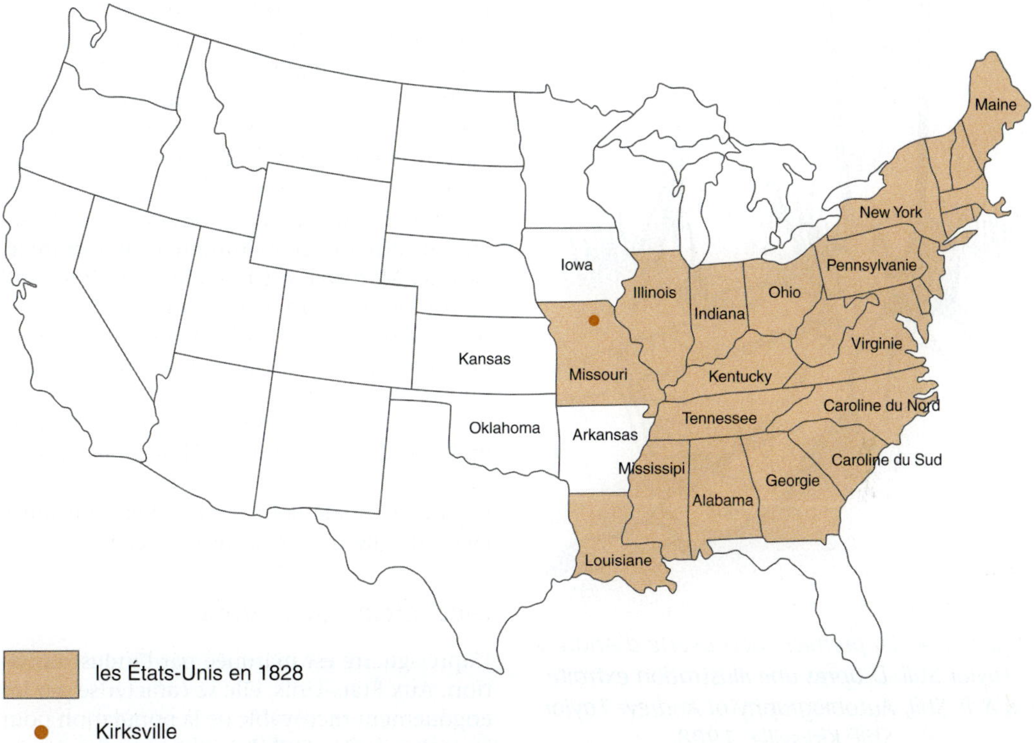

Figure 1.3. Carte des États-Unis au XIXe siècle.

Une époque troublée

En 1855, Still perd un premier enfant, Georges, puis, quatre ans plus tard un second, Lorenzo. Son épouse, Mary Margaret, meurt un mois après avoir mis Lorenzo au monde. À l'âge de 31 ans, Still se retrouve seul avec trois enfants, Marusha (10 ans), Abraham Price (9 ans) et Susan (6 ans).

Un groupe qui s'intéresse à la nature, aux sciences et à la technologie lui apporte du réconfort. Par ailleurs, Still est attiré par la politique au point d'être élu député de l'État du Kansas.

À cette époque, les divergences entre les États du Nord et ceux du Sud se renforcent. Le Nord, industriel et protectionniste, cherche à obtenir l'abolition de l'esclavage, tandis que le Sud, agricole, libre-échangiste et esclavagiste, se lance dans le peuplement des régions de l'Ouest. Très vite, l'opposition entre abolitionnistes et esclavagistes augmente dans ces nouveaux États et devient menaçante pour l'équilibre de l'Union. Dès 1857, les premiers combats ont lieu dans les régions frontalières, notamment au Kansas. Still prend position du côté des anti-esclavagistes, restant ainsi fidèle aux principes de l'église méthodiste. Fondé en Angleterre en 1729 et issu de l'anglicanisme, le méthodisme est un mouvement religieux qui s'est exporté aux États-Unis avec les colons anglais. Il se caractérise par une quête de la perfection, un intérêt pour le bien-être social et la moralité publique.

En 1860, Still se remarie avec Mary Elvira Turner. Ils ont quatre garçons et une fille.

En février 1861, sept États du Sud font sécession et se dotent d'une constitution,

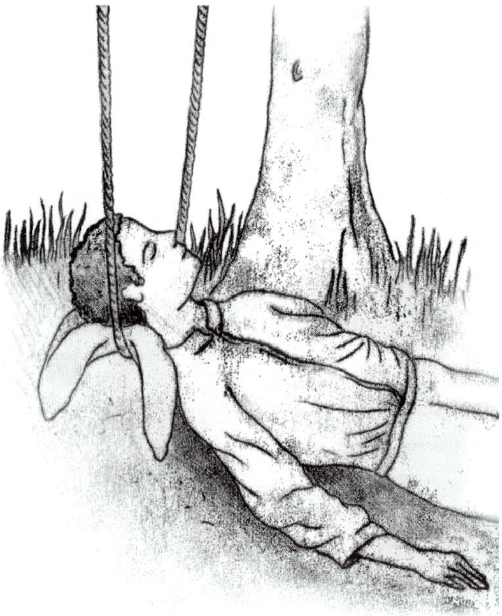

Figure 1.4. La première découverte d'Andrew Taylor Still. D'après une illustration extraite d'A.T. Still, Autobiography of Andrew Taylor Still, Kirksville, 1908.

devenant ainsi les États confédérés d'Amérique. La guerre entre ces États confédérés et le reste de l'Union devient inévitable. Elle éclate le 12 avril. Still s'engage chez les fédéraux comme combattant mais aussi comme médecin. Il devient intendant dans un hôpital et y pratique la chirurgie. Cette expérience lui permet de se doter d'une solide expérience en anatomie et en physiologie articulaire.

Dans la guerre de sécession, les maladies, les infections et le manque d'hygiène causent deux fois plus de pertes humaines que les combats eux-mêmes. Still assiste, impuissant, à la mort de nombreux soldats. Il est également désespéré par le peu de moyens dont il dispose pour soigner les malades. À cette époque, Louis Pasteur entame à peine les recherches qui aboutiront à l'une des découvertes fondamentales de la médecine. Il n'existe aucun remède efficace contre les infections : le chloroforme et l'éther servent d'anesthésiants, le whisky et le brandy de stimulants ou d'antidouleurs. La dysenterie, les fièvres, la pneumonie, la tuberculose ou la peste se propagent au niveau mondial en vagues d'épidémies et déciment les populations.

En 1864, Still perd à nouveau trois de ses enfants atteints de méningite cérébrospinale. Sa fille, Marusha, est la seule à survivre. Still pense tout d'abord abandonner la médecine. Il s'interroge davantage encore sur l'essence de la maladie, sur l'incapacité des médecins de sauver des vies, mais aussi sur la philosophie des événements. Il se demande si, avec la maladie, Dieu a abandonné l'homme dans un monde d'incertitude. Cette nouvelle épreuve le pousse finalement à chercher une autre façon de guérir, une nouvelle médecine.

Mécanicien de l'humain

L'après-guerre est marquée par l'industrialisation. Aux États-Unis, elle se caractérise par un engouement incroyable de la population pour la technologie. Still lui-même se passionne pour l'invention de machines et le perfectionnement de mécanismes existants. Ainsi, il dirige une petite entreprise agricole, et met au point une baratte révolutionnaire qui transforme en beurre les excédents de sa production laitière.

Il a évolué dans le concept de perfectionnisme, cher au mouvement méthodiste : « Dieu est parfait et Il fait toutes choses bien ». Cela l'incite à appliquer ses connaissances en mécanique générale à la mécanique humaine que Dieu a créée. En particulier, il n'hésite pas à exhumer des corps de tombes indiennes pour les disséquer et approfondir ses connaissances en anatomie. Il découvre l'emplacement des muscles, des nerfs et des vaisseaux sanguins. Il étudie au plus près la position des os et des structures qui les maintiennent solidaires entre eux ou les mobilisent.

Il émet alors l'idée qu'il existe une relation entre l'anatomie du corps et son fonctionnement. En parfait mécanicien, il a en effet observé que lorsqu'on entrave le bon fonctionnement d'une machine, il se produit aussitôt un bruit anormal. Il estime qu'il en va de même pour la mécanique humaine et que la maladie est tout simplement l'effet d'une structure mécanique perturbée.

Terriblement déçu par la médecine officielle, mais sensibilisé au principe qui lie la cause à l'effet, il exerce selon cette loi et obtient de bien meilleurs résultats que nombre de ses confrères qui emploient les techniques « traditionnelles ». Il expérimente ainsi une autre médecine qui deviendra l'ostéopathie.

Naissance de l'ostéopathie

Le 22 juin 1874, à 10 h, Still dit avoir soudain pris conscience qu'il est en train de développer une nouvelle forme de médecine.

> Comme l'éclat d'un soleil, une vérité frappa mon esprit : par l'étude, la recherche et l'observation, j'approchai graduellement une science qui serait un grand bienfait pour le monde.

À l'automne de cette même année, il est confronté à une grande épidémie de dysenterie. Les principaux effets de cette maladie, très fréquente au XIXe siècle, se manifestent par une fièvre élevée, des maux de tête et des pertes de sang. Still remarque que les malades dysentériques présentent une zone lombaire chaude et douloureuse, mais un ventre froid. En analysant l'ensemble de la colonne vertébrale et les tissus qui la soutiennent, il découvre des zones rigidifiées qui « bloquent » vraisemblablement les flux nerveux et sanguins alimentant les intestins. Il estime avoir trouvé la cause et, par conséquent, le traitement. Il traite ces zones à mobilité réduite par des pressions et des mobilisations articulaires ; les patients recouvrent alors la santé. Il parvient ainsi à guérir 17 cas de dysenterie. C'est la première grande victoire de l'ostéopathie.

En 1878, toute la famille quitte le Kansas et s'installe à Kirksville dans le Missouri. Still y ouvre son premier cabinet dès l'année suivante. Très apprécié, il multiplie les succès thérapeutiques et acquiert une renommée qui dépasse les États du Missouri et du Kansas. Restreignant peu à peu la prescription et l'usage des médicaments, il utilise uniquement ses mains pour soigner, suscitant la méfiance de son entourage, y compris de certains membres de sa famille.

Cependant, sa renommée ne cesse de croître. Du fait de ses succès toujours plus retentissants dans bon nombre de maladies, Still s'interroge sur l'opportunité de transmettre ses connaissances et son art en l'enseignant.

La première école d'ostéopathie

À la fin des années 1880, Still forme ses propres enfants à l'ostéopathie. En 1892, il fonde officiellement l'American School of Osteopathy (ASO) à Kirksville (figures 1.5 et 1.6), prouvant ainsi que l'ostéopathie est un art transmissible, digne d'être enseigné, et non un don particulier (figure 1.7).

L'école et l'ostéopathie connaissent très vite un succès grandissant : entre 1896 et 1899, 13 autres collèges sont créés dans le pays.

Peu à peu, Still se retire de l'enseignement. Conscient de la nécessité de transmettre son savoir, il passe beaucoup de temps à écrire et publie quatre livres : *Autobiography* (1897), *Philosophy of osteopathy* (1899), *Philosophy and mechanical principles of osteopathy* (1902) et *Osteopathy, research and practice* (1910).

En 1914, âgé de 86 ans, il est atteint d'un ictus cérébral dont il ne se remet jamais. Il meurt le 12 décembre 1917.

Le 7 mars de cette même année, John Martin Littlejohn crée à Londres la British School of Osteopathy (BSO), introduisant ainsi l'ostéopathie en Europe. Aujourd'hui, ce collège délivre un diplôme universitaire reconnu.

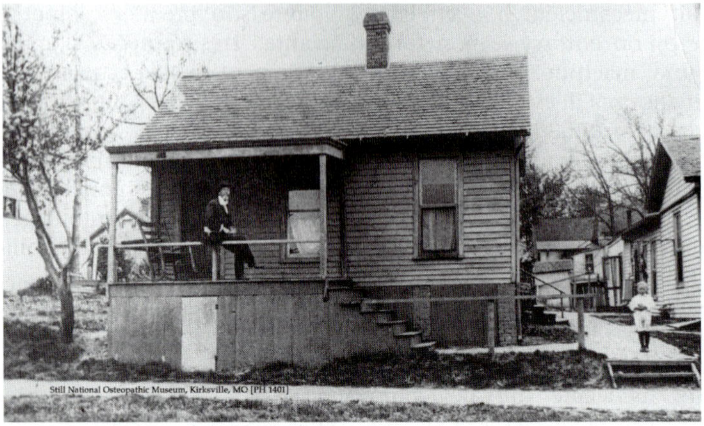

Figure 1.5. The American School of Osteopathy, fondée à Kirksville en 1892. Reproduit avec l'aimable autorisation du Still National Osteopathic Museum, Kirksville, MO

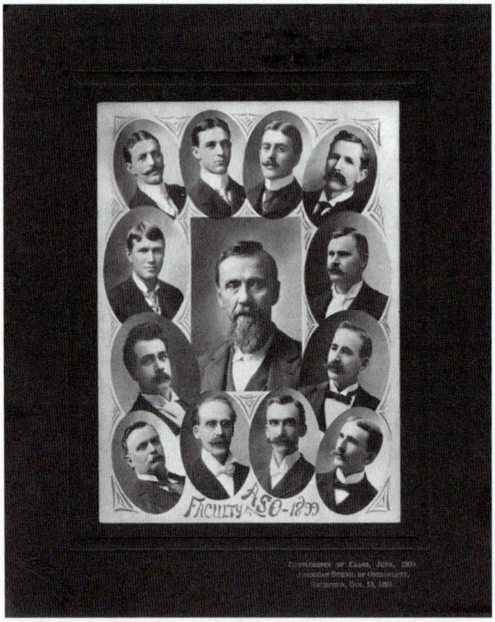

Figure 1.6. La faculté ASO en 1899. Reproduit avec l'aimable autorisation du Still National Osteopathic Museum, Kirksville, MO

John Martin Littlejohn, l'ostéopathie en Europe

Un maître est en lui-même un enseignement : chacun de ses gestes, de ses regards est une leçon.

Mark Fisher

John Martin Littlejohn (1865–1947) naît à Glasgow en 1865 (figure 1.8). En 1881, il entre à l'Université de Glasgow pour y étudier les arts, la théologie et les langues orientales, y compris l'hébreu. De 1885 à 1889, il étudie l'anatomie et la physiologie au Kelvin Hall avec le Dr McKendricklo, physiologiste écossais réputé.

Comme il est de santé fragile, on lui conseille de changer de climat. En 1892, il émigre aux États-Unis, s'inscrit à la Columbia University de New York et est reçu docteur en philosophie deux ans plus tard. Il étudie également l'économie politique ainsi que les finances et est nommé président d'un collège d'enseignement des arts dans l'Iowa.

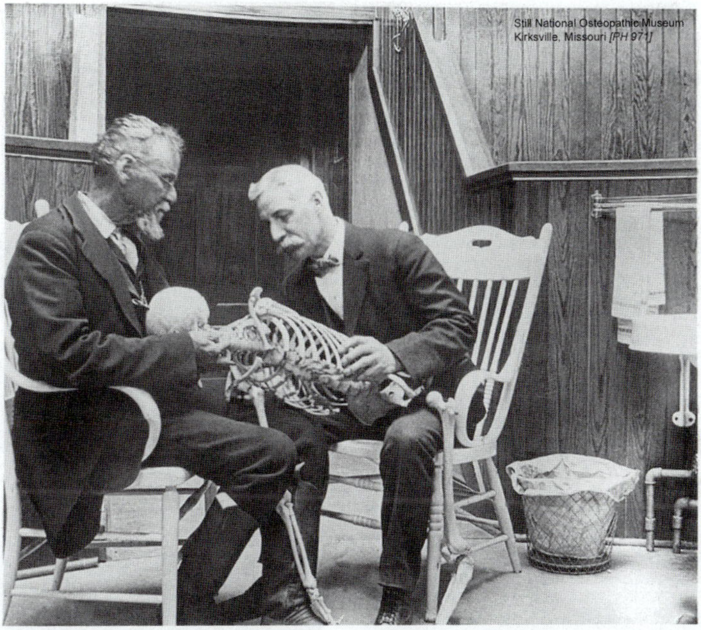

Figure 1.7. Leçon d'ostéologie par Andrew T. Still. Reproduit avec l'aimable autorisation du Still National Osteopathic Museum, Kirksville, MO

En 1897, souffrant de problèmes chroniques à la nuque et à la gorge, il arrive à Kirksville. Il a entendu parler de la thérapeutique du Dr Still et veut l'expérimenter. Grâce à l'ostéopathie, il recouvre la santé. Il est très impressionné par Still et sa méthode. Ce dernier, de son côté, apprécie beaucoup ce jeune homme doué et brillant. Il le recrute donc pour donner des cours de physiologie. Littlejohn se met à étudier l'ostéopathie et devient le disciple de Still à l'American School of Osteopathy (ASO) à Kirksville dès les années 1898-1899. Pendant un an, il est le doyen de l'ASO et le bras droit direct de Still.

Très vite, cependant, des divergences apparaissent entre les deux hommes. Littlejohn estime que tout ce qui fait partie de la science médicale doit être inclus dans le programme d'étude et de pratique ostéopathiques. Still, quant à lui, toujours aussi méfiant vis-à-vis de la médecine « traditionnelle », ne voit pas ces conceptions d'un très bon œil. Littlejohn quitte donc Kirksville et l'ASO pour fonder, en 1900, l'American College of Osteopathic Medicine and Surgery à Chicago qui est aujourd'hui un des plus importants collèges de médecine ostéopathique parmi les seize que comptent les États-Unis. La même année, Littlejohn entame des études de médecine aux collèges de Dunham et Hering et reçoit le diplôme de docteur en médecine.

En 1913, il rentre en Angleterre dans le but de créer une école d'ostéopathie. La Première Guerre mondiale retarde ce projet. En 1917, la British School of Osteopathy (BSO) est créée. L'Angleterre devient ainsi le berceau de l'ostéopathie en Europe.

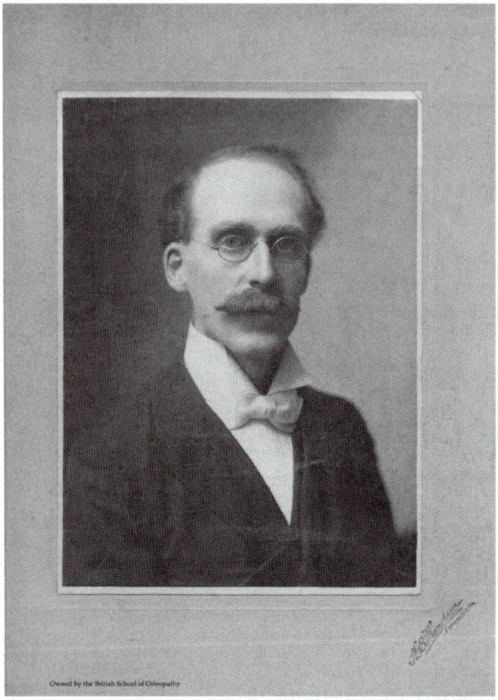

Figure 1.8. John Martin Littlejohn. Reproduit avec l'aimable autorisation du Still National Osteopathic Museum, Kirksville, MO

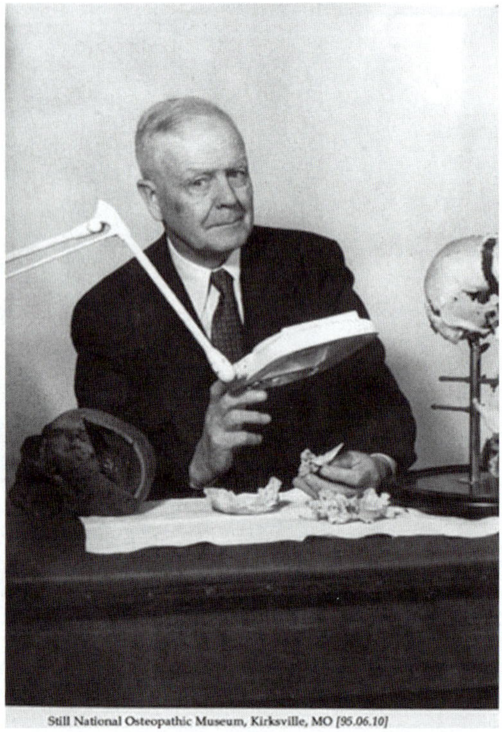

Figure 1.9. William Garner Sutherland. Reproduit avec l'aimable autorisation du Still National Osteopathic Museum, Kirksville, MO

William Garner Sutherland, l'ostéopathie crânienne

Douter de tout ou tout croire sont deux solutions également commodes, qui l'une et l'autre nous dispensent de réfléchir.

Henri Poincaré

En 1897, William Sutherland (1873–1954) (figure 1.9), un jeune journaliste originaire du Minnesota, entend parler de l'ostéopathie. Les échos contradictoires qu'il en a le poussent à aller enquêter sur place. Il débarque donc à Kirksville. Il est tellement impressionné par ce qu'il découvre qu'il décide d'abandonner le journalisme pour devenir ostéopathe.

En 1898, il s'inscrit à l'ASO. En 1900, il obtient le diplôme d'ostéopathe et se met à travailler dans la lignée de Still et de ses successeurs. Pourtant, l'idée que les os du crâne puissent présenter une mobilité s'installe en lui et le poursuit. Au cours des années 1920, décidant de se prouver à lui-même qu'il se trompe, il désarticule le squelette d'un crâne. Les agencements articulaires qu'il découvre lui font penser que cette idée n'est peut-être pas si folle. Il se lance alors dans toute une série d'expérimentations sur un squelette d'abord, puis sur son propre crâne. Peu à peu, il développe un modèle mécanique, le mécanisme respiratoire primaire, qui lui permet de vérifier ses intuitions et le conduit à ne plus considérer le crâne et la colonne vertébrale séparément mais comme un ensemble.

Cette idée rencontre l'indifférence ou l'hostilité de ses confrères. À partir de 1929, il réussit à présenter ses premières conclusions de pensée crânienne au collège de Kirksville et se met à écrire quelques articles sur le sujet. En 1939, il publie un petit livre, *La Boule crânienne*, où il expose les bases du concept crânien mais qui ne rencontre aucun succès.

Sutherland ne se décourage pas pour autant. Dans les années 1940, il parvient enfin à faire passer son message au cours de conférences données à des professionnels. Celles-ci sont à l'origine de l'expansion du concept crânien.

En 1946, l'Association d'ostéopathie crânienne est créée. Le concept crânien appartient désormais aux techniques ostéopathiques reconnues.

En 1953, Sutherland fonde la Sutherland Cranial Teaching Foundation, afin de poursuivre son travail de recherche, d'enseignement et de propagation du concept crânien en ostéopathie, indépendamment de tout organisme professionnel. Il meurt le 23 septembre de l'année suivante.

Robert Lavezzari, l'ostéopathie en France

La médecine, c'est un art qu'on exerce, en attendant qu'on le découvre.

Émile Deschamps

L'implantation de l'ostéopathie en France est due à Robert Lavezzari (1866–1977), un médecin français originaire de Nice. D'esprit curieux, il est un jour attiré par un article du Dr Florence Gair, une élève d'Andrew Taylor Still, dans lequel elle décrit les méthodes thérapeutiques de son maître. Lavezzari prend contact avec elle. Ils correspondent pendant un long moment, puis Florence Gair vient en France, séjourne à Nice et initie Lavezzari à l'ostéopathie. Dès 1919, il est donc le premier médecin, en France, à pratiquer les manipulations vertébrales selon la méthode de Still.

En 1932, il crée le premier enseignement de l'ostéopathie dans l'Hexagone, au dispensaire Heinemann, à Paris.

En 1949, il publie *Une nouvelle méthode clinique et thérapeutique : l'ostéopathie*, un ouvrage qui contribue à la propagation de l'ostéopathie en France.

L'année suivante, un autre Français, Paul Geny, formé à la BSO de Londres, crée l'École française d'ostéopathie (EFO) à Paris. C'est la première école d'ostéopathie en France ; son enseignement est réservé aux médecins et aux kinésithérapeutes. Face au succès grandissant de l'ostéopathie auprès de ces derniers, elle est fermée en 1960, sur incitation de l'ordre des médecins. Cinq ans plus tard, elle s'expatrie à Londres. En 1971, elle fusionne avec l'Institut ostéopathique de techniques appliquées et se fixe à Maidstone, dans le Kent, où elle devient l'European School of Osteopathy. Elle est ouverte aux kinésithérapeutes européens qui peuvent désormais s'y former.

En 1952, Lavezzari fonde, avec quelques confrères et disciples, dont les Dr Pascal Piedalu, Jean-Thierry Mieg et Roger Lescure, la Société française d'ostéopathie, qui existe toujours. Elle rassemble des médecins français mais aussi européens qui partagent le même esprit de recherche, développement et perfectionnement des techniques ostéopathiques. Robert Lavezzari la préside jusqu'en 1977.

Chapitre 2

Étymologie et définition de l'ostéopathie

Chapitre 2
Étymologie et définition de l'ostéopathie

Étymologie

C'est un poids bien pesant qu'un nom trop tôt fameux.

Voltaire

C'est Andrew Taylor Still qui a inventé le terme « ostéopathie » en 1890. Il découle directement de son travail, de ses recherches et des résultats obtenus, ainsi qu'il l'explique lui-même :

> J'ai beaucoup travaillé et raisonné sur le fait qu'un corps qui est parfaitement normal dans sa structure peut garder un homme en bonne santé tant que ce corps est parfaitement normal. Avec cette conclusion, j'ai voulu savoir tout d'abord ce qui était normal, et ce qui ne l'était pas (en structure). Ensuite, j'ai comparé les deux, le malade et le bien portant (le sain). J'ai trouvé, après beaucoup de travail et d'expérimentation, qu'aucun corps humain n'est normal structurellement tant qu'il héberge une maladie, qu'elle fut aiguë ou chronique. J'ai obtenu de bons résultats en ajustant ces corps, si bien que les gens ont commencé à me demander comment j'allais appeler cette nouvelle science.
>
> J'ai écouté toutes les suggestions telles que allopathie, hydropathie, homéopathie et d'autres encore. Je me trouvais au Kansas quand un nouveau mot fut créé : « osawatomie ». Ce mot fut créé en prenant la première partie du mot « osage » et la dernière partie du mot « pottawattamie », le nouveau mot créé représentant deux tribus indiennes. J'en conclus alors que je commencerais avec le mot « os » et le mot « pathologie » et je les comprimai en un seul mot « ostéopathie »[1].

Ce terme est un mot nouveau qui définit un nouveau concept médical. Il n'a jamais été utilisé pour désigner un os malade, pas plus que pour indiquer un traitement de manipulation ou définir une « maladie des os », comme notre dictionnaire le renseigne. Cette erreur est sans doute due à la signification du mot grec « pathos », qui n'est pas toujours compris dans son sens premier, ainsi que le rapportent E. Tucker et P. Wilson dans *The Theory of Osteopathy*[2].

Le mot « ostéopathie » vient de deux mots grecs : « osteon » = os dont la signification est claire et

1. Répertoire de l'ASO, 1902–1903.
2. E. Tucker, P. Wilson, *The Theory of Osteopathy*, 1936, trad. fr. M. Gobert-Corriat.

de « pathos » dont la signification ne l'est pas toujours, et plus spécialement dans cette liaison des deux mots.

En grec, nous trouvons deux mots contrastés comme le sont « au-dessus » et « au-dessous » ou « dedans » et « dehors » : « ethos » qui désigne une expression sortante et « pathos » qui désigne une impression entrante.

La racine du mot « pathos » devrait donc être prise comme dans le mot « sympathie » – « sensible avec » – et « télépathie » – « sensible à distance » –, et pas comme le mot « pathologie » qui est une signification dérivée dans laquelle se trouve presque une inversion de la signification originelle du mot.

La pathologie médicale est l'étude des résultats des maladies. Étymologiquement, le mot « ostéopathie » est correct quand il signifie l'influence des os en relation avec la maladie, la cause et le remède, mais il ne signifie pas « maladie de l'os » ou « mal de l'os ».

Ostéopathie veut donc dire « os » et « pathie » : « effets venant de ».

Définition historique

Il est difficile de définir les choses vraies.

Gabrielle Roy

L'ostéopathie se fondant sur des sciences qui sont constamment en évolution (l'anatomie, la physiologie et la pathologie), il est logique que sa définition ait quelque peu changé au cours du temps, d'autant plus que sa réputation et celle de son inventeur ont connu une progression très rapide. Still lui-même était étonné de l'étendue du champ d'action de l'ostéopathie qui ne cessait de croître.

Il a donné une première définition de l'ostéopathie dans l'introduction de son ouvrage *The Philosophy of Osteopathy*, publié en 1892 :

> C'est une connaissance scientifique de l'anatomie et de la physiologie qui, mise dans les mains d'une personne habile, pourra appliquer cette connaissance en vue d'aider un homme malade ou blessé par l'effort, la tension, les chocs, les chutes ou dérangements mécaniques, ou accidents de toute autre sorte.

Sept ans plus tard, en 1899, dans *The Journal of Osteopathy*, il la décrit comme

> un système *d'engeneering* de tout le corps humain, qui maintient ouvertes toutes les communications avec le cerveau et qui prévient tout arrêt circulatoire du sang et des autres fluides.

En 1936, E. Tucker et P. Wilson écrivent, quant à eux, que

> l'ostéopathie est une science difficile et compliquée de la mécanique humaine, qui concerne toutes les phases du corps humain. Elle réussit aussi bien à corriger la maladie qu'à garder le corps dans de telles conditions que la maladie ne puisse pas survenir, ou le moins possible en tout cas.
>
> Quand toutes les parties du corps sont parfaitement ajustées (position et action), le corps peut mieux faire face aux changements produits par l'environnement, que ce soit la température, la nourriture, les tensions mentales ou toutes les difficultés auxquelles le corps est soumis [...].
>
> Dans un sens large, l'ostéopathie est une médecine générale. Les autres branches étant la médecine, la chirurgie, la dentisterie, l'orthopédie, l'obstétrique, le système sanitaire et autres spécialités techniques.
>
> L'ostéopathie insiste sur le fait que le désordre mécanique est fondamental dans le diagnostic et le traitement, un élément à ne certainement pas dédaigner donc et suffisamment important pour reconsidérer tout le sujet et refaire une estimation de toutes les méthodes thérapeutiques [...] L'ostéopathie a grandement contribué au diagnostic et au traitement en utilisant une méthode qui vient à bout des désordres mécaniques.

Définition actuelle

Dès 1960, notre professeur à l'ESO (Maidstone), Thomas Dummer (figure 2.1), proposait la définition suivante :

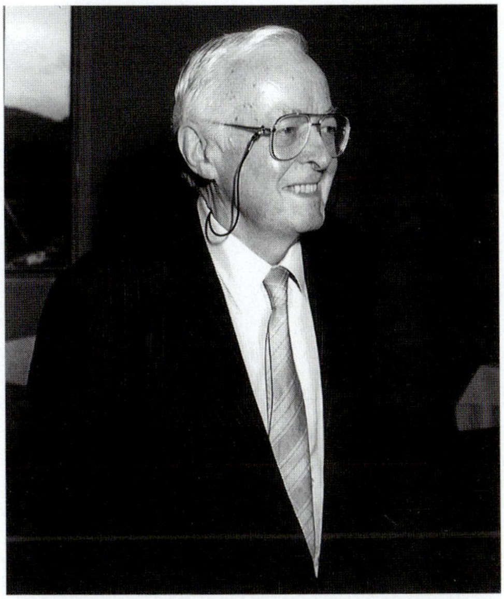

Figure 2.1. Thomas Dummer. Principal de l'European School of Osteopathy (Maidstone, Kent, Angleterre).

L'ostéopathie est une thérapeutique applicable à une large variété d'affections basée sur deux principes fondamentaux établis par A.T. Still :

- de la structure dépend la fonction, d'où la nécessité d'une structure normale pour une fonction normale ;
- le corps humain renferme ou est capable de fabriquer les substances et les mécanismes nécessaires à la fois à son autodéfense et à l'entretien de sa santé.

En 1976, Harry M. Wright définit l'ostéopathie comme

> une philosophie, une science et un art. Sa philosophie est fondée sur le concept de l'unité de la structure et de la fonction du corps sain et malade.
>
> Sa science comprend les connaissances de la chimie, la physique et la biologie, relative au maintien et à la prévention de la santé, ainsi qu'au traitement et au soulagement de la maladie.
>
> Son art consiste en l'application de la philosophie et de la science à la médecine ostéopathique et à la chirurgie, dans toutes ses branches et spécialités[3].

Aujourd'hui, les ostéopathes s'accordent autour de la définition de l'ostéopathie telle qu'elle a été reformulé en 1987 lors de la Convention européenne d'ostéopathie qui se tenait à Bruxelles, en présence du Pr Pierre Cornillot, Président de l'Université de Paris-Nord Bobigny :

> La médecine ostéopathique est une science, un art et une philosophie des soins de santé, étayée par des connaissances scientifiques en évolution.
>
> Sa philosophie englobe le concept de l'unité de la structure de l'organisme vivant et de ses fonctions. Sa spécificité consiste à utiliser un mode thérapeutique qui vise à réharmoniser les rapports de mobilité et de fluctuation des structures anatomiques.
>
> Son art consiste en l'application de ses concepts à la pratique médicale dans toutes ses branches et spécialités. Sa science comprend notamment les connaissances comportementales, chimiques, physiques et biologiques relatives au rétablissement et à la préservation de la santé, ainsi qu'à la prévention de la maladie et au soulagement du malade.

Par souci de rationalisme, les différentes organisations d'ostéopathes dans le monde ont proposé presque chacune « leur » définition de l'ostéopathie. Nous retiendrons celle de l'Académie d'ostéopathie de Belgique qui nous semble avoir le mérite d'être concise, pratique et non restrictive :

> L'ostéopathie est une approche diagnostique et thérapeutique manuelle des dysfonctions de mobilité articulaire et tissulaire en général dans le cadre de leur participation à l'apparition des maladies.

3. Harry M. Wright, *Perspectives in osteopathy medicine*, 1976.

Chapitre 3

Principes de l'ostéopathie

Chapitre 3
Principes de l'ostéopathie

Tout le monde a le droit d'avoir tort sur des principes, mais personne n'a le droit d'avoir tort sur les faits.

Bernard Baruch

Introduction

La médecine dite « traditionnelle », dans sa prise de conscience rationaliste et cartésienne (diviser pour comprendre), s'est focalisée sur la maladie, ses symptômes et tous les paramètres qui leur sont liés. Elle a donc développé des moyens thérapeutiques qui puissent faire varier ces paramètres. C'est ainsi que sont apparues une multitude de techniques d'investigation plus sophistiquées les unes que les autres, mais aussi une amélioration des techniques chirurgicales dont nous bénéficions tous.

La médecine ostéopathique, quant à elle, dans sa prise de conscience non réductionniste (« un ensemble représente plus que la somme de ses parties et connaître chacune des parties n'est pas suffisant pour connaître l'ensemble », Pascal), s'est plutôt intéressée au malade qui, dans la majorité des cas, présente un ensemble de phénomènes complexes. Elle a donc cherché, dès son existence, à développer une approche méthodologique adéquate à une telle complexité et s'est organisée autour de trois principes fondamentaux qui gouvernent à la fois le diagnostic et le traitement. Les supports de ces principes sont l'anatomie, la physiologie et la pathologie.

Premier principe : l'unité du corps humain

L'organisme humain fonctionne comme une entité dynamique et indivisible. Toute perturbation se produisant dans une région déterminée du corps peut avoir des répercussions dans n'importe quelle autre région.

Pour mieux comprendre ce principe, on peut établir une comparaison entre l'organisme humain et le mécanisme d'une horloge (figure 3.1). Dans ce dernier, il est impossible d'agir sur une partie du mouvement sans que cela ne se répercute sur chacune des autres pièces qui le composent, car celles-ci ont entre elles un rapport proportionnel et direct. Le vecteur de transmission des forces qui les animent les unes par rapport aux autres est mécanique. Le parcours de la petite aiguille est ainsi lié, par une multitude de roues crénelées, à celui de la grande aiguille et de la trotteuse. Si un seul axe se grippe, ce sont

Ostéopathie. Principes et applications ostéoarticulaires

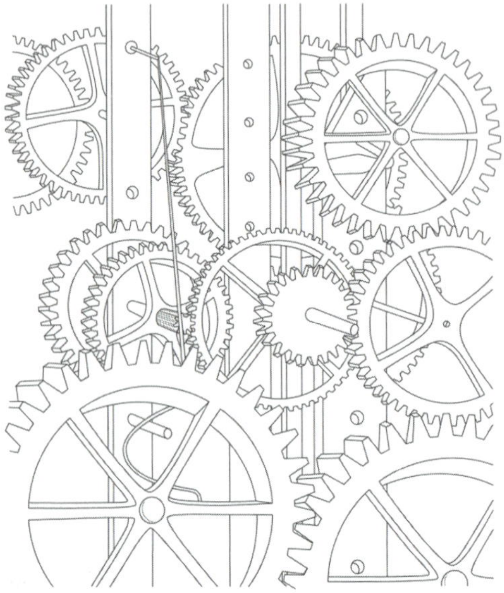

Figure 3.1. Le mécanisme de l'horloge illustre bien le principe de l'unité fonctionnelle.

toutes les fonctions du mouvement qui sont perturbées.

L'horloge est ainsi une entité fonctionnelle indivisible.

Il en va de même pour l'organisme humain. Comme dans le cas de l'horloge, des vecteurs de transmissions mécaniques répercutent à tout le corps la moindre variation de contrainte tissulaire. Ce sont les leviers osseux, les membranes interosseuses, les articulations, les fascias, les muscles, les tendons, les ligaments, etc.

Cependant, et contrairement à l'horloge cette fois, d'autres voies de transmission se superposent dans le corps humain et renforcent les liens qui unissent chacune de ses parties pour former un tout fonctionnellement indivisible.

Ce sont, tout d'abord, les voies fluidiques des systèmes lymphatique et artérioveineux qui véhiculent les nutriments, permettent l'élimination des déchets métaboliques ainsi que l'acheminement des hormones et des éléments liés aux défenses immunitaires jusqu'aux organes cibles.

Il y a aussi le système nerveux central qui, grâce à son extraordinaire réseau neurologique, réunit les différents systèmes du corps, ce qui le rend fonctionnel et cohérent.

Mais l'être humain possède également, en dehors de cette enveloppe matérielle que représente le corps, un autre corps, immatériel, siège du psychisme et des émotions. Le corps est révélé par le psychisme qui lui donne sa personnalité et qui l'anime, tandis que le psychisme ne peut s'exprimer qu'à travers cette enveloppe charnelle. Un traumatisme psychique peut donc se répercuter sur le corps physique et inversement. Ainsi apparaissent les maladies psychosomatiques. Aujourd'hui, plus personne ne conteste leur existence. Les vecteurs de transmission entre sphères matérielle et psychique sont d'ordre neurohormonal.

Physique et psychique forment donc un tout indissociable. C'est à cette unité que l'ostéopathe s'adresse.

Deuxième principe : l'interrelation structure–fonction

L'exemple de l'horloge permet à nouveau d'illustrer ce deuxième principe. En effet, pour pouvoir remplir correctement les différentes fonctions pour lesquelles elle a été conçue, l'horloge doit avoir une structure mécanique parfaite. Chaque roue dentée doit être parfaitement équilibrée sur son axe de rotation et s'engrener avec sa voisine, sans aucune friction. C'est uniquement dans ces conditions qu'un mouvement, un rythme, une vibration peuvent se transmettre à l'ensemble du mécanisme.

L'organisme humain obéit à la même règle : il ne peut assurer ses différentes fonctions que si sa structure est en parfait état. Ainsi, un poumon ou un rein atrophié est incapable d'assurer convenablement sa fonction d'oxygénation ou de filtration ; un muscle fibrosé n'a plus la motricité suffisante pour actionner le segment qui lui est attaché, etc.

Cette relation entre la structure et la fonction est acceptée par toutes les écoles de médecine car elle est logique. L'originalité de l'ostéopathie est d'avoir compris que la structure n'influence pas seulement la fonction localement mais aussi à distance, certaines dysfonctions étant en effet très éloignées de leur cause structurelle.

Les liens unissant la structure et la fonction sont toujours les mêmes. Ils sont mécaniques (muscles, fascias, tendons, ligaments, etc.), neurologiques et fluidiques (systèmes lymphatique, artérioveineux et liquide céphalorachidien). Ces deux derniers types de liens sont bien connus en médecine allopathique : on sait qu'une hernie discale lombaire peut provoquer une sciatalgie ou un trouble fonctionnel viscéral. Ce sont donc eux qui sont mis en cause dans le phénomène d'« exportation » d'un trouble fonctionnel.

On peut donc affirmer qu'il existe une interrelation entre la structure et la fonction, l'une dépendant de l'autre et inversement.

Remarque

« La loi de l'artère est suprême » ! Dans le domaine de la circulation des fluides de l'organisme, cette formule proposée par A.T. Still est une illustration intéressante du rapport existant entre la structure et la fonction. La structure du réseau artérioveineux doit être parfaite pour que la fonction « circulatoire » – dont l'importance ne faisait aucun doute au XIXe siècle – le soit également ! Aujourd'hui, qui peut lui donner tort ? Dans le nord de notre hémisphère, la civilisation développe des pathologies dites d'« excès » dont les méfaits touchent précisément la structure du système artérioveineux. Nous connaissons tous les lourdes conséquences fonctionnelles qui en résultent.

Une fonction perturbée peut également altérer une structure. C'est notamment le cas de différentes pathologies viscérales, une dysfonction ou dyskinésie biliaire pouvant causer une douleur à l'épaule droite. Si cette dysfonction n'est pas soignée, la douleur risque de devenir chronique et de se transformer en une pseudopériarthrite de l'épaule avec des signes d'enraidissement par autoprotection. L'origine de ce phénomène est à rechercher parmi les liens fonctionnels existant entre les différents composants de l'organisation métamérique.

Troisième principe : le potentiel d'autoguérison de l'organisme

Ce troisième principe ne peut plus être illustré par le mouvement d'horlogerie car celui-ci est intrinsèquement inerte : il n'est pas animé par cette « énergie vitale », dont parle A.T. Still et qui, précisément, caractérise la vie. Celle-ci est non seulement capable de se perpétuer dans le temps grâce à son pouvoir de reproduction, mais aussi de se protéger elle-même contre différents types d'agressions, en utilisant des moyens très divers.

Tout d'abord, il existe une équilibration d'une série de constantes qui témoignent de cette activité intense définissant la vie. C'est le phénomène d'« homéostasie » qui permet, notamment, de réguler la température, d'équilibrer la tension artérielle ainsi que diverses concentrations ioniques. Ensuite, en cas de crise, l'organisme utilise des mécanismes qui vont préserver les principales fonctions vitales : vascularisation du système nerveux central, pompe cardiaque, échanges gazeux, filtration, etc. Mais cette capacité de protection permet aussi de vivre dans un milieu agressif en permanence. Les armes s'adaptent alors au type d'agression : elles sont immunitaires en cas d'envahissement par des micro-organismes ; il peut s'agir du rejet face à un corps étranger, de la formation d'un kyste autour d'un agresseur ou d'un corps étranger ; mais il y a aussi la fuite, l'attaque, l'inhibition, etc. Tous ces mécanismes qui tendent à maintenir un niveau de santé optimal sont bien connus de la médecine traditionnelle. En revanche, lorsque ce sont des forces qui altèrent les tissus et leurs fonctions (agression mécanique), les mécanismes sont moins bien compris et donc pas ou peu décrits. Pourtant, sans eux, la vie sociale ne serait pas possible.

Le pouvoir d'autoguérison ne suffit malheureusement pas toujours à restituer cet équilibre – instable – que l'on appelle la « santé ». L'organisme intègre donc la pathologie ou la blessure et s'y adapte (phénomène d'adaptation). L'exemple le plus illustratif est celui d'un rein qui s'hypertrophie pour compenser un alter ego absent ou inefficace. Ces phénomènes d'adaptation permettent à tout l'organisme, malgré l'existence d'une dysfonction quelconque, d'assurer ses fonctions essentielles telles que la mobilité ou l'équilibre.

Pour s'autoguérir, l'organisme doit rechercher ses ressources en lui-même. A.T. Still disait : « Il n'y a rien à retrancher, il n'y a rien à rajouter ». Il comparait aussi l'organisme humain au

> drugstore de Dieu, dans lequel on trouve tous les liquides, les drogues, les lubrifiants, les opiacés, les acides et les antiacides, ainsi que tous les remèdes qui lui ont semblé utiles à l'épanouissement de l'homme et à sa santé.

Trois principes indissociables

Il est impossible de décrire un des trois principes de l'ostéopathie sans évoquer les deux autres. Cela corrobore l'idée d'une cohésion totale et d'une globalité fonctionnelle de l'entité corporelle.

Cette entité corporelle fonctionne elle-même au sein d'une entité planétaire, la Terre, qui fait partie de la « grande horloge universelle ». On peut dès lors constater que ces trois principes ont une portée universelle car ils s'appliquent à notre planète et à l'univers. Imaginons, par exemple, que l'on tente de dévier la Lune de sa trajectoire orbitale ; cela ne se ferait pas sans provoquer de graves conséquences sur la Terre. Dans cette hypothèse incongrue, cet univers, qui peut être qualifié de vivant, devrait retrouver un équilibre. La structure (l'orbite) ayant changé, la fonction (les marées) serait perturbée à des milliers voire des millions de kilomètres de distance (l'unité fonctionnelle).

Par ailleurs, personne ne peut prétendre aujourd'hui qu'il n'y a pas de relation entre les éruptions volcaniques, les tremblements de terre, les cyclones, les grandes modifications géophysiques et les rejets massifs de CO_2 ou l'exploitation des gisements minéraux. Les climatologues étudient la relation qui existe entre les variations de climat à la surface de notre planète et la force des courants marins profonds aux deux pôles. La Terre, en tant qu'unité fonctionnelle, doit donc s'adapter aux modifications – naturelles ou non – qu'elle subit. Elle doit satisfaire ses constantes, l'équilibre de ses masses, l'équilibre magnétique et bien d'autres paramètres encore. Le Tsunami qui a touché l'Asie du Sud-Est en 2004 est hélas un exemple récent d'adaptation fonctionnelle à un trouble structurel majeur au niveau de l'univers. Un immense transfert de masse s'est produit à cause d'un déplacement violent des plaques tectoniques qui a engendré une immense lame de fond évoluant à grande vitesse dans le sens de la rotation de la Terre. Cette masse en mouvement a accéléré le mouvement de rotation de notre planète de quelques millisecondes. Celle-ci s'est alors adaptée à cette nouvelle donnée en variant son axe de rotation de quelques infimes fractions de degré.

Parce qu'ils sont naturels et universels, les trois principes de l'ostéopathie ont un intérêt pratique majeur : ils permettent à la fois de gouverner le processus de diagnostic et de dicter les gestes thérapeutiques. Par l'observation et l'écoute, l'ostéopathe pourra comprendre et dénouer les mécanismes des réactions tissulaires. Une fois qu'il les aura identifiés, il sera capable d'induire une indication de traitement à l'organisme, en parfaites connaissance et conscience. Mais il ne pourra en aucun cas se substituer aux efforts entrepris par l'organisme pour s'autoguérir ; il devra, au contraire, l'y aider.

Chapitre 4

Le concept ostéopathique

Chapitre 4
Le concept ostéopathique

Expliquer ne sert à rien. On ne peut que voir, constater et montrer.

Jacques-Pierre Amette

Dysfonction ostéopathique

Introduction

Nous ne le dirons jamais assez : l'ostéopathie est une science au même titre que la médecine allopathique. Leur fondement est commun et repose sur trois piliers : l'anatomie, la physiologie et la pathologie.

Les découvertes scientifiques s'accélèrent et la connaissance augmente, mais la valeur de ces piliers reste scientifiquement inébranlable. Les trois principes de l'ostéopathie, qui sont en réalité des principes universels, sont indissociables de ce trépied à la fois structurel et fonctionnel ; ils servent de support et délimitent à la fois les processus diagnostique et thérapeutique.

Dans le cadre de cet ouvrage qui se veut une introduction à l'ostéopathie structurelle, nous privilégierons, par notre approche didactique, les rapports mécaniques existant entre les différentes structures tissulaires et, plus précisément, ceux qui concernent l'appareil locomoteur.

Diagnostiquer, c'est chercher... et trouver ! Mais que cherche un ostéopathe si ce n'est, en simplifiant à l'extrême, un désordre structurel responsable du trouble ou des troubles fonctionnels ? Très schématiquement, ces désordres structurels vertébraux ou périphériques ont été baptisés « dysfonction ostéopathique ».

Cette dysfonction ostéopathique représente le concept cardinal de la philosophie médicale ostéopathique. C'est la raison pour laquelle il est très important de connaître sa nature et son mode d'apparition, tout comme il est important de comprendre le retentissement qu'elle aura dans l'organisme tout entier.

Nature de la dysfonction ostéopathique

Les deux composantes de la dysfonction ostéopathique sont la « structure » et la « fonction », l'une ayant un retentissement sur l'autre et réciproquement.

En effet, par définition, une articulation doit être mobile. Dans le cas contraire, elle perdrait sa raison d'exister. Cette mobilité doit être appréciée à la fois quantitativement – le mouvement se réalise-t-il bien à 100 % de son amplitude physiologique ? – et qualitativement – le mouvement se réalise-t-il aisément ?

Si, pour une raison ou une autre, une petite anomalie structurelle limite la quantité du

Ostéopathie. Principes et applications ostéoarticulaires

mouvement ou altère sa qualité, une réaction tissulaire périphérique apparaît, témoignant de la naissance de la dysfonction ostéopathique et révélant sa nature.

Nous verrons également, dans les chapitres suivants, comment cette dysfonction ostéopathique, pourtant bien délimitée territorialement, pourra avoir un retentissement à distance.

Les causes de cette diminution quantitative ou qualitative de mobilité articulaire sont multiples et nous les citerons globalement dans le paragraphe traitant de leurs modes d'apparition (p. 31).

Valeur de l'expression « dysfonction ostéopathique »

Valeur du mot « dysfonction »

Le terme « dysfonction » définit très clairement un trouble de la fonction. Celle-ci étant directement dépendante de la qualité de la structure, nous ne pourrons les dissocier. La dysfonction a l'incomparable avantage de faire allusion à la réversibilité du trouble. C'est important car c'est précisément cette « réversibilité » qui délimite le champ d'action thérapeutique de l'ostéopathie, au même titre d'ailleurs que les autres médecines dites « alternatives » ou fonctionnelles comme l'homéopathie, l'acupuncture, etc.

Auparavant, les ostéopathes utilisaient le terme « lésion », mais cette terminologie n'était pas appropriée en raison de sa sémantique qui n'était pas la même dans les terminologies ostéopathique et allopathique. En effet, dans la médecine dite « classique », le terme « lésion » a une connotation d'irréversibilité naturelle. Sans une intervention médicale extérieure – chirurgie, chimiothérapie, greffes, etc. –, il est impossible de traiter une fracture, une déchirure, une perte de matière, une perforation, une tumeur, une brûlure.

Une « dysfonction » est donc réversible et susceptible de régresser avant de disparaître. Elle est insignifiante au début mais peut, avec le temps, évoluer vers une réelle lésion dans le sens tissulaire et « médical » du terme. L'exemple classique est probablement celui de la hernie discale qui est l'aboutissement spectaculaire d'un processus dysfonctionnel insignifiant au départ : dysfonction articulaire ostéopathique somatique ou périphérique ayant entraîné la perte d'un système d'amortissement des contraintes physiques.

C'est par souci d'uniformisation de la dialectique entre les différents courants complémentaires de la pensée médicale que le terme « lésion » ostéopathique a ainsi été abandonné au profit de celui, plus explicite et plus adapté, de « dysfonction » ostéopathique.

Valeur de l'adjectif « ostéopathique »

Nous venons de le dire, la dysfonction ostéopathique est la clé de voûte du concept ostéopathique qui se l'est « approprié » implicitement en raison du manque d'intérêt que lui accordaient les autres courants médicaux, classiques ou moins classiques.

Pour la médecine allopathique, les conséquences locales ou à distance d'une restriction de la mobilité articulaire sont ignorées ou sous-estimées.

Il faut toutefois reconnaître que les examens médicaux classiques ne permettent pas ou peu de mettre en évidence ce trouble de la mobilité définissant la dysfonction ostéopathique. Les examens radiographiques – scanner, imagerie par résonance magnétique (IRM), échographie – s'adressent, sauf exceptions, davantage à un état qu'à une fonction. Lorsque, par ces examens statiques, un trouble de la mobilité est clairement mis en évidence, le protocole se réfère souvent à une norme moyenne de tolérance acceptable.

À ce jour, l'outil le mieux approprié, le plus fiable et le plus constant pour découvrir la dysfonction ostéopathique est la main éduquée de l'ostéopathe. Elle seule saura apprécier la qualité du mouvement articulaire et l'interpréter.

Mode de survenue d'une dysfonction ostéopathique

L'importance des troubles articulaires et de leurs répercussions sur l'organisme tout entier trouve probablement une explication partielle dans la manière dont surviennent ces défections articulaires.

L'organisme humain est sans doute le seul être vivant évolué devant satisfaire en permanence le triple compromis inhérent à son mode d'activité : être résistant, mobile et en équilibre. Pour y parvenir, il a développé un système locomoteur qui se révèle être une référence en matière de haute technicité. Cet hyperdéveloppement technique augmente la probabilité d'avoir de petites déficiences ou pannes. Plus la machine est techniquement complexe, plus les possibilités de défaillance sont nombreuses. Les restrictions de la mobilité articulaire en sont une expression.

Une fois en activité, l'organisme expose sa structure aux petits incidents ou accidents traumatiques. Il est aisé de comprendre que la mise en œuvre de forces importantes (accident traumatique) peut nuire à l'intégrité physique d'une articulation ou des tissus périphériques. Le résultat est souvent visible sur un cliché radiographique statique. En dehors de ce cas extrême, les dysfonctions ostéopathiques surviennent à la suite d'un mauvais maintien, d'un « faux mouvement », d'une activité prolongée, d'une hygiène de vie inadaptée, de petits traumatismes imperceptibles mais répétés, etc. Tous ces facteurs déclenchants perturbent la physiologie articulaire et c'est à ce titre qu'ils sont responsables de l'apparition de la dysfonction ostéopathique.

Nuit et jour, au repos ou lors de son activité, cet organisme extrêmement sollicité d'un point de vue mécanique subit des agressions variables en intensité, en durée ou en localisation.

Dans le cas des traumatismes, qu'ils soient importants ou plus faibles, c'est la mise en œuvre des forces (subies ou induites par l'organisme lui-même lors de son activité motrice) qui provoque la déficience structurelle articulaire ou tissulaire. Dès que les forces ne s'exercent pas précisément dans le sens physiologique de la mobilité articulaire ou lorsqu'elles sont trop importantes, elles sont susceptibles de causer un dommage physique. Si nous appliquons une force latérale (choc latéral) sur l'articulation du genou qui est conçue pour se mobiliser dans un mouvement global de flexion–extension, nous exerçons une force antiphysiologique. Cette force imperceptible n'aura pas de conséquence si elle n'est que passagère, mais pourra provoquer de très graves lésions si son intensité dépasse la valeur de la résistance des tissus périarticulaires protecteurs et stabilisateurs de l'articulation. C'est entre ces deux cas extrêmes que la dysfonction ostéopathique est définie.

Concrètement, la dysfonction ostéopathique empêche la parfaite exécution d'un mouvement articulaire global harmonieux.

Prenons le cas d'une articulation dont la mobilité totale explorée est représentée par la figure 4.1.

La présence d'une dysfonction ostéopathique sur l'axe du mouvement flexion-extension, dans la zone d'extension, par exemple, limite l'amplitude articulaire globale de cette articulation (figure 4.2).

Lorsque les forces en présence sont importantes, l'articulation se fige dans une position extrême de sa composante de mobilité ; c'est l'ultime étape avant que ne surviennent la subluxation et, plus grave encore, la luxation. Toutes les articulations sont potentiellement victimes de ce phénomène, qu'elles soient vertébrales ou périphériques.

« Déplacement » ou « fixation » articulaire ?

Comment définir correctement cet état de fixité articulaire ? Il faut reconnaître que, parmi le grand public, mais aussi hélas chez certains professionnels, la terminologie utilisée n'est que rarement appropriée. Qui n'a pas

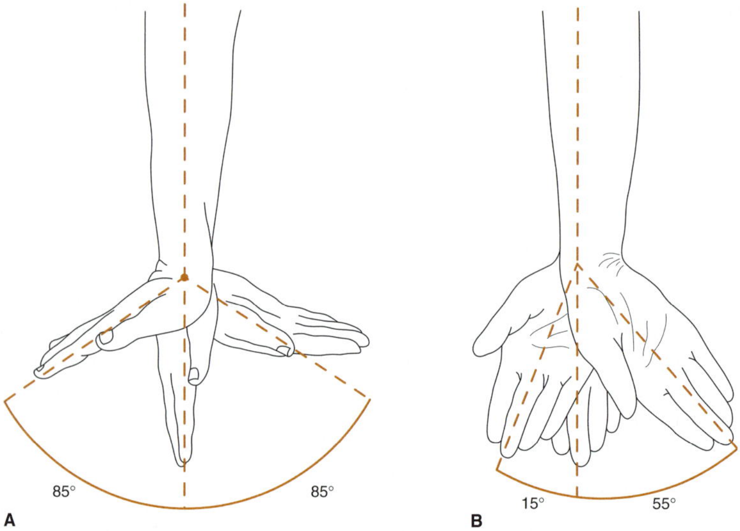

Figure 4.1. Représentation schématique de la mobilité physiologique globale du poignet (d'après Kapandji).

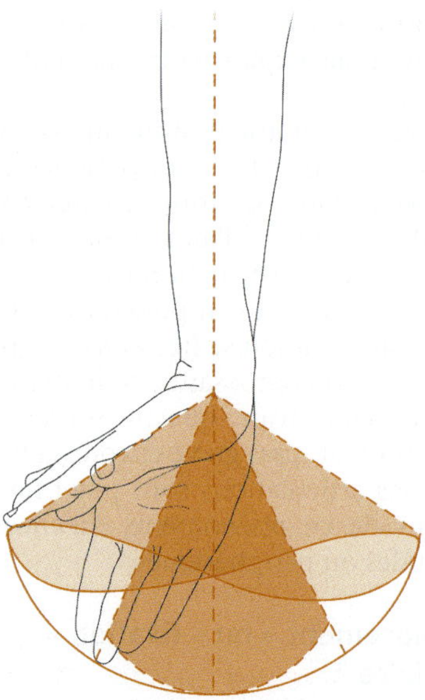

Figure 4.2. Dysfonction articulaire. L'amplitude du mouvement articulaire est limitée sur un ou plusieurs degrés de liberté du mouvement (d'après Kapandji).

entendu dans son cabinet un patient s'exclamer : « J'ai encore une vertèbre qui s'est déplacée » ; ou encore : « J'ai une vertèbre qui a bougé » ?

Il est évident que cette terminologie ne reflète ni la réalité anatomique, ni la réalité physiologique de la dysfonction ostéopathique articulaire puisque, par définition, une articulation doit précisément être mobile et donc « bouger » !

Prenons l'exemple d'une porte placée dans un bâtiment. Son rôle est de pouvoir s'ouvrir ou se refermer selon les besoins. Si la porte s'ouvre mal, trop lentement (caractère qualitatif) ou plus du tout (caractère quantitatif), de graves perturbations fonctionnelles ne manqueront pas de survenir très rapidement dans le bâtiment. Or, dans cet exemple précis, la porte est pourtant toujours bien posée sur ses gonds, elle « ne s'est pas déplacée » ; une photo pourrait en témoigner. Il n'en reste pas moins vrai que cette porte n'est plus fonctionnelle et ne répond donc

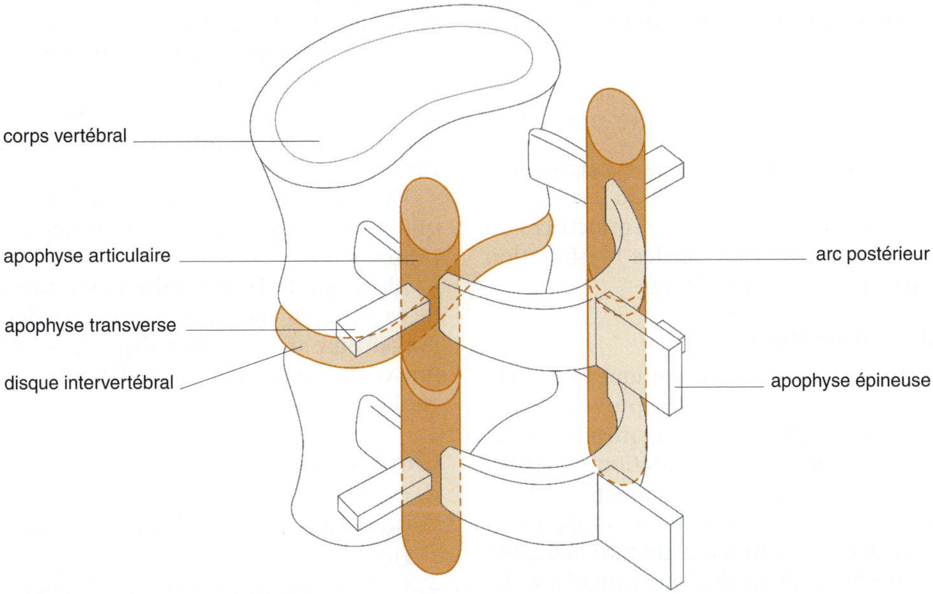

Figure 4.3. La vertèbre repose sur un tripode composé des deux facettes articulaires et du disque intervertébral.

plus à la mission pour laquelle elle a été posée à cet endroit !

Il en va de même pour une articulation : elle peut se figer sur une portion de sa mobilité ou, plutôt, sur une des composantes de sa mobilité articulaire. En revanche, elle est toujours bien « en place » ; cette articulation est certes fixée, mais toujours dans le périmètre de sa mobilité physiologique.

L'expression « avoir une vertèbre déplacée » est donc un abus de langage, puisque ne correspondant ni à la réalité anatomique, ni à la réalité physiologique.

L'articulation intervertébrale est particulière en ce sens qu'elle est constituée de trois points articulaires spécifiques : postérieurement, les deux articulations interarticulaires, et antérieurement, le disque intervertébral (figure 4.3).

Si une de ces trois articulations est déficiente, quelle qu'en soit la raison, c'est toute la mobilité vertébrale qui sera affectée. C'était également le cas dans l'exemple de la porte : si un des gonds est mal usiné ou mal lubrifié, l'ensemble de la fonction de la porte est déficient.

La pratique nous démontre que 99 % des dysfonctions articulaires sont dus à une restriction de la mobilité physiologique, contre seulement 1 % pour un petit déplacement des structures ostéoarticulaires. Ces déplacements varient en importance selon les forces qui ont été mises en œuvre. Les cas les plus extrêmes provoquent les déchirements ligamentaires ou capsulaires et de grosses dislocations. Il va sans dire qu'il ne s'agit plus, dès lors, d'une dysfonction ostéopathique mais d'une lésion anatomique nécessitant des soins orthopédiques appropriés.

Pour être complet, sachons qu'il existe quelques exceptions comme celle de la translation latérale de l'articulation du genou. Ce mouvement n'est pas physiologique et peut donc être considéré comme un petit déplacement.

Dysfonction ostéopathique primaire

La dysfonction ostéopathique « originelle » est celle qui est responsable du déclenchement des réactions tissulaires (correctrices ou adaptatrices). Elle est appelée dysfonction ostéopathique primaire (DOP).

Mode d'apparition

D'un strict point de vue mécanique, une DOP est, à de rares exceptions près, provoquée par des forces extérieures à l'organisme. Nous sommes donc dans la configuration suivante : lors d'un choc, d'une chute, d'un effort brutal ou prolongé, voire d'un accident, l'organisme encaisse des contraintes qui altèrent la qualité du mouvement physiologique articulaire. La DOP est née !

Mais les chocs physiques ne sont pas seuls responsables de la DOP ; les chocs émotionnels peuvent l'être tout autant lorsqu'il y a une prostration, un harcèlement régulier, une tétanisation ou bien un mouvement de défense ou de fuite très brutal.

Conséquences

La DOP déclenche immanquablement une série de réactions tissulaires. Plus concrètement, il s'agit d'une augmentation de la tension de l'ensemble « muscles–tendons–ligaments–fascias » connexe à l'articulation concernée. Nous étudierons plus précisément toutes les caractéristiques de cette réaction tissulaire dans les prochains paragraphes.

Dysfonction ostéopathique secondaire

L'augmentation de la tension tissulaire matérialise le lien mécanique responsable de l'apparition de la dysfonction ostéopathique secondaire (DOS). En effet, à l'autre extrémité de ce lien mécanique (insertion distale), se trouvent une ou plusieurs autres articulations sur lesquelles les contraintes s'exercent. Ces contraintes additionnelles perturbent, à leur tour, la qualité du mouvement physiologique articulaire, définissant ainsi une nouvelle dysfonction ostéopathique qui sera, dans ce cas, qualifiée de « secondaire ».

Une seule DOP peut générer plusieurs DOS qui seront toutes situées à distance de la primaire.

Alors que la DOP résulte majoritairement de la mise en œuvre de forces extérieures à l'organisme (forces extrinsèques), la DOS est une conséquence des forces d'origine intraorganique (forces intrinsèques).

Chronologie

- L'action des forces extrinsèques (traumatisme physique par exemple) déclenche la DOP.
- La DOP engendre une ou plusieurs réactions tissulaires.
- La réaction tissulaire matérialisée par le lien muscle–tendon–ligament–fascia produit des forces intraorganiques qui engendrent à leur tour des contraintes aux insertions distales.
- Celles-ci s'exercent alors sur des articulations plus éloignées, influençant la qualité ou la quantité du mouvement articulaire physiologique. C'est l'apparition de la DOS.

Remarque

Comment faire la différence entre une DOP et une DOS

En présence d'une dysfonction ostéopathique, l'ostéopathe doit pouvoir déterminer s'il s'agit d'une DOP ou d'une DOS. En effet, comme nous venons de le voir brièvement, l'identité de ces deux dysfonctions est très différente, tout comme le sont, d'ailleurs, leurs modes d'apparition et d'existence. Très logiquement, l'abord thérapeutique sera également différent. Cela sensibilisera – c'est notre souhait –

chaque thérapeute à l'importance primordiale que revêt le diagnostic ostéopathique. De sa qualité dépendront celle du traitement, sa réussite mais aussi et surtout son innocuité. Nous reviendrons plus en détail sur ces aspects importants dans le chapitre 6.

Dysfonction ostéopathique vertébrale

Généralités

Toutes les articulations de l'organisme sont susceptibles d'être dysfonctionnelles à un moment ou à un autre. Les articulations intervertébrales n'échappent pas à cette règle ; nous y retrouverons donc les dysfonctions déjà décrites : les DOP et les DOS.

Pour rappel, les articulations intervertébrales sont physiologiquement particulières à plus d'un titre. C'est la raison pour laquelle, lorsqu'elles sont dysfonctionnelles, le retentissement sera différent de celui observé lorsque la dysfonction concerne une articulation périphérique.

Spécificités des articulations intervertébrales

Contexte ostéoarticulaire

Très schématiquement, nous pouvons rappeler les quelques points importants caractérisant ces particularités articulaires.

■ Mobilité intrasegmentaire

Comme nous l'avons déjà évoqué, la vertèbre repose sur un tripode composé postérieurement de deux piliers articulaires et antérieurement d'un pilier amortisseur (figure 4.4). Les trois articulations composant ce tripode sont interdépendantes parce qu'elles sont mécaniquement solidaires. Cela veut dire concrètement que chaque infime mouvement dans une articulation (un des piliers) aura une répercussion sur les deux autres.

Plus spécifiquement, en raison de la morphologie des surfaces articulaires (facettes articulaires), les mouvements sont complexes et multiaxiaux. Le mouvement de rotation de la vertèbre sera donc en réalité la résultante visible d'une combinaison de petits mouvements des différentes facettes articulaires : flexion d'un côté, extension de l'autre, inclinaison latérale, etc.

Remarque

Un mouvement simple est toujours la résultante de plusieurs petits mouvements conjugués sur différents axes de mobilité. Dans le jargon ostéopathique, il est courant d'entendre dire que « le mouvement mineur gouverne le mouvement majeur ».

Cette réalité physiologique concerne également les articulations intervertébrales. Nous y reviendrons plus en détail dans les paragraphes suivants.

■ Mobilité extrasegmentaire

Le mouvement global d'une vertèbre engendre obligatoirement un mouvement articulaire dans les niveaux sus- et sous-jacents. Il est donc impossible qu'une vertèbre puisse se mouvoir isolément sans que les vertèbres sus- et sous-jacentes se mobilisent à leur tour dans des proportions variables.

L'ensemble des vertèbres posées les unes sur les autres forme le tube neural dont les qualités de résistance et de mobilité sont exceptionnelles (figure 4.5).

La complexité du mouvement de la facette articulaire prise isolément se trouve donc démultipliée à chaque segment par un facteur trois puisque l'interrelation existant entre les trois piliers articulaires est mécaniquement indissociable.

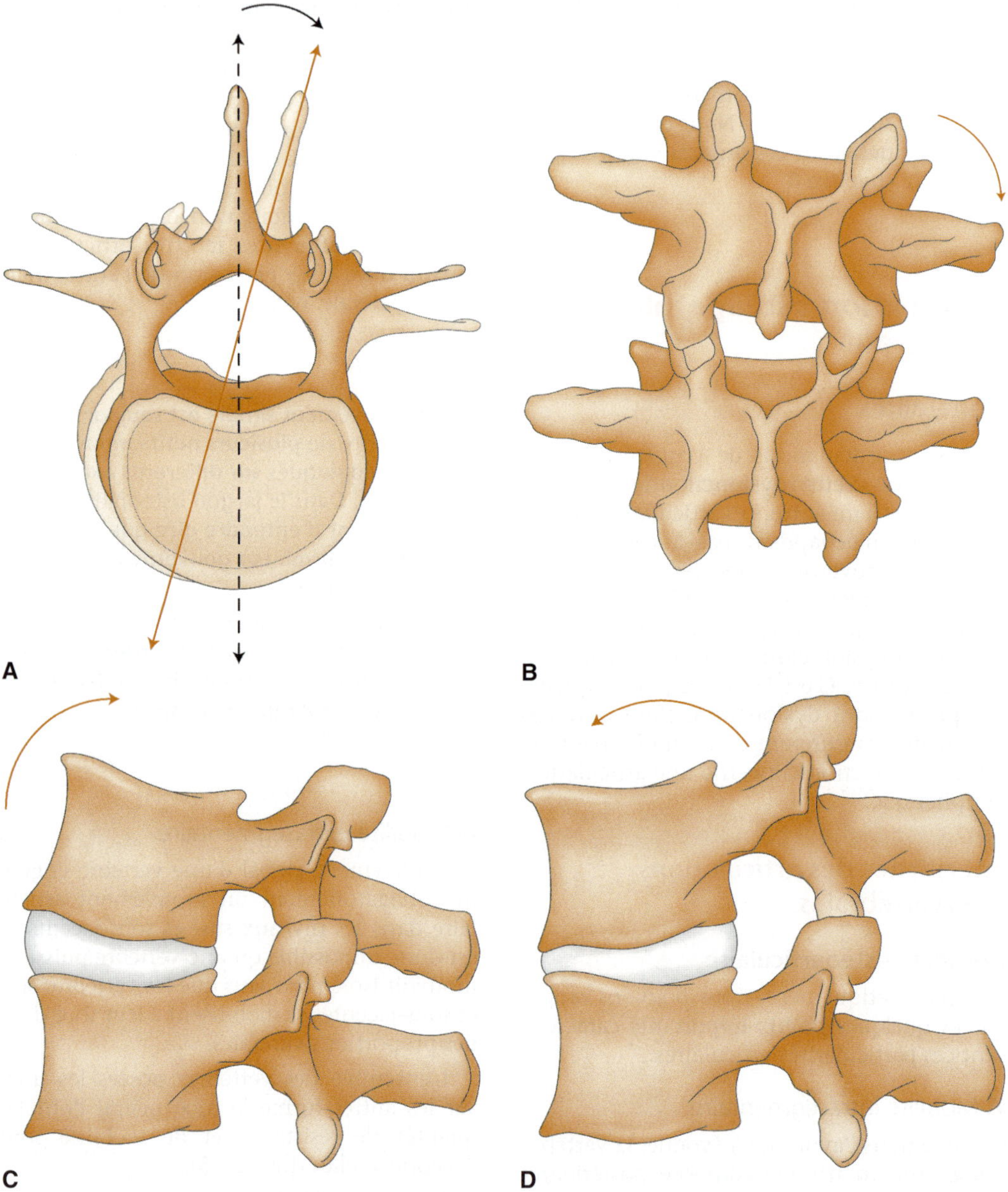

Figure 4.4. Les différentes composantes de la mobilité du tripode vertébral : rotation (A), flexion latérale (B), extension (C) et flexion antérieure (D).

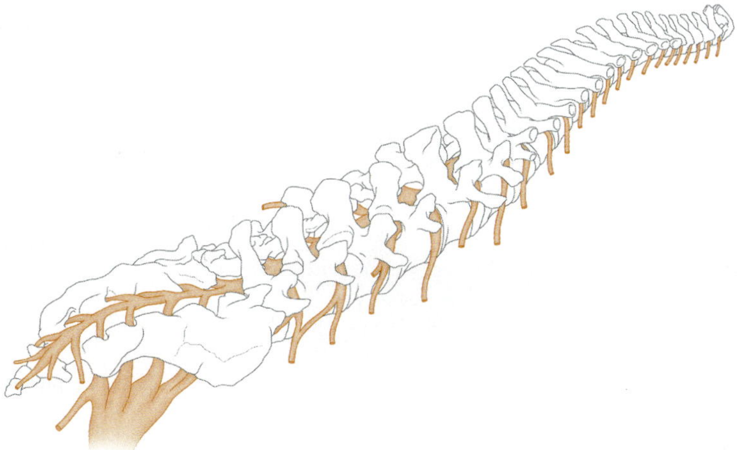

Figure 4.5. Vue d'ensemble de la complexité articulaire de la colonne vertébrale.

Remarque

L'articulation constituée par le disque intervertébral est une articulation passive qui s'adapte aux contraintes subies. Cela n'empêche pas qu'elle soit considérée comme une véritable articulation, puisqu'elle possède plusieurs axes de mobilité permettant notamment les mouvements de compression, de translation antéropostérieure, latérale et de torsion.

À cette complexité segmentaire s'ajoutent les mouvements induits aux autres étages vertébraux. Sur la portion dorsale (ou thoracique), les articulations costovertébrales jouent à leur tour un rôle important dans la gestion de la mobilité segmentaire.

Très approximativement, cette enveloppe tubulaire est ponctuée d'une centaine d'articulations ayant chacune plusieurs degrés de liberté. Cela nous donne une idée de la complexité de la structure mais cela laisse surtout entrevoir l'ingénierie fonctionnelle dont la très haute technicité rend possible la coordination motrice de mouvements extrêmement précis. Hélas, comme nous l'avons déjà souligné, cela nous fait prendre conscience des risques de dysfonctionnements articulaires liés à cette hyper spécificité technique.

Contexte neurophysiologique

Cette structure articulée et fonctionnellement extrêmement évoluée protège la moelle épinière ainsi que tous les tissus nobles qui lui sont associés (figure 4.6) :

- la dure-mère ;
- le liquide céphalorachidien ;
- les paires de nerfs rachidiens (fibres motrices, sensitives et neurovégétatives) ;
- les ganglions paravertébraux ;
- l'ensemble du réseau artérioveineux.

La promiscuité des tissus nobles et des éléments mécaniques articulés explique le retentissement de la DOV localement, mais aussi et surtout à distance. Cela est rendu possible par l'importance et la richesse des réseaux de communications (les liens ostéopathiques) situés dans la proximité immédiate (systèmes artérioveineux, neurologique et neurovégétatif).

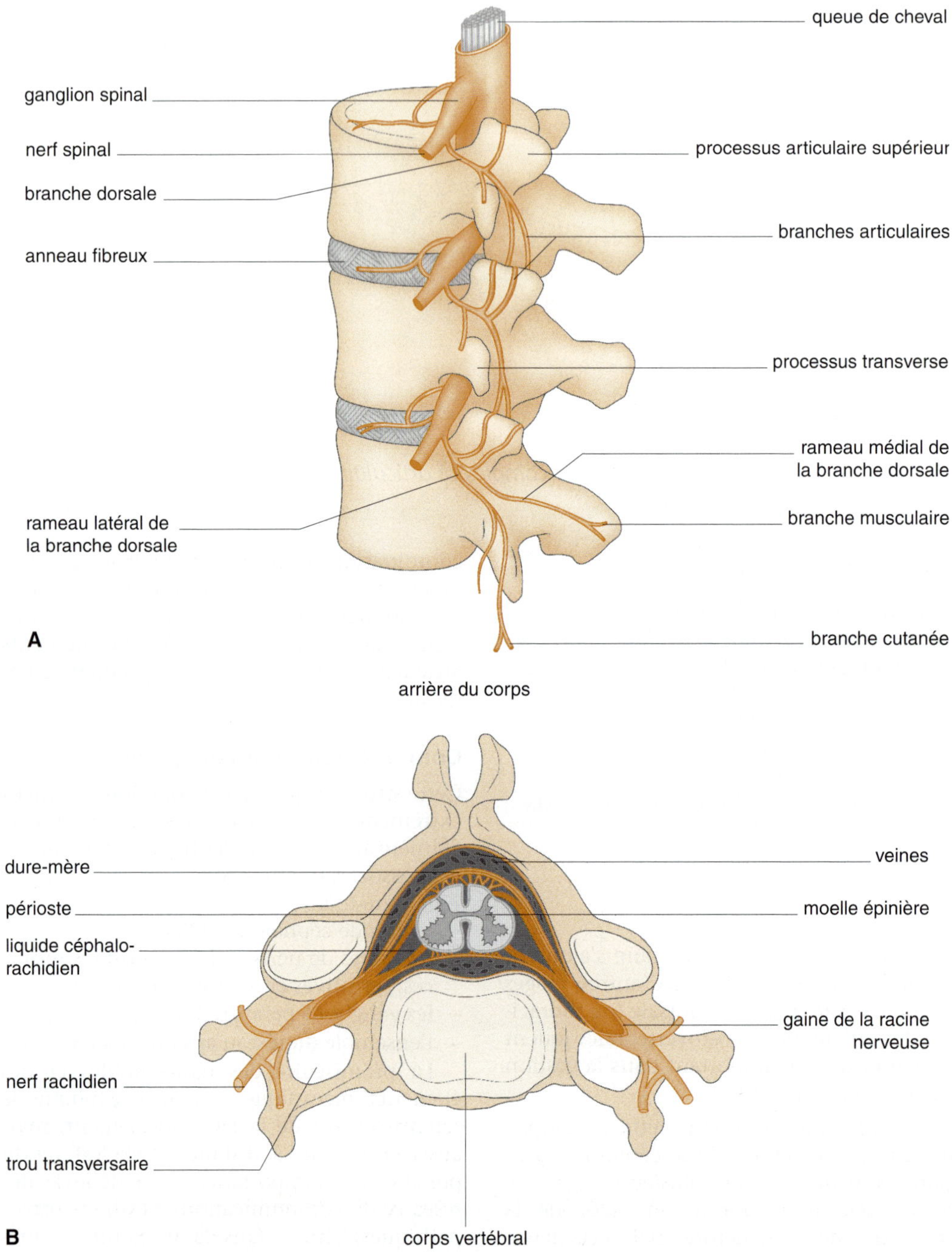

Figure 4.6. Schéma général d'un segment vertébral.

De surcroît, la probabilité de trouver une DOV, qu'elle soit primaire ou secondaire, est nettement plus élevée que sur une articulation périphérique qui est, du strict point de vue de l'ingénierie mécanique, nettement moins perfectionnée et donc moins sujette aux petites blessures et autres incidents techniques articulaires !

Symptomatologie de l'accident articulaire aigu

Dans les paragraphes suivants, nous étudierons plus en détail les mécanismes mis en œuvre par l'organisme pour traiter la dysfonction, c'est-à-dire pour limiter, réduire ou supprimer ses conséquences fonctionnelles.

Tout comme pour une dysfonction ostéopathique périphérique, les DOV peuvent survenir d'une manière imperceptible, conséquence de la mise en place très lente des phénomènes provoquant la dysfonction elle-même. Nous avons cité, comme exemple, le maintien corporel inadapté lors d'un travail. Les conséquences de cette DOV seront peu invalidantes et la symptomatologie rarement locale.

En revanche, la symptomatologie de l'accident articulaire aigu (par exemple le syndrome facettaire aigu, survenant au niveau de L5–S1) sera immédiate ou presque, et localisée ; elle évoluera généralement selon la chronologie suivante.

- La contracture des petits muscles périarticulaires survient dès que la dysfonction apparaît. S'il fallait absolument trouver une finalité à ce mécanisme, nous serions tentés de dire qu'il s'agit de la mise en place d'une contention naturelle destinée à protéger l'articulation blessée et, surtout, les tissus nobles périarticulaires de toute aggravation immédiate.
- Une fois cette première phase mise en place, tout risque d'aggravation étant écarté, les muscles longs entrent en action. La résultante des forces mises en jeu par ces muscles situés à distance de la dysfonction articulaire (bras de levier favorable) va dans le sens de la correction de la blessure articulaire. Il s'agit donc clairement d'un mécanisme d'autoguérison (figure 4.7).
- Lorsque ces mécanismes physiologiques perdurent, le processus inflammatoire local peut évoluer ; l'œdème local augmente au point de comprimer les tissus avoisinants et, plus tardivement, la fibrose des tissus altérés s'installe progressivement. La présence de tissus fibrosés périarticulaires est un indicateur très utile pour le thérapeute concernant l'âge de la dysfonction concernée.

En raison de sa grande proximité avec un réseau de communications (les liens ostéopathiques qui empruntent tous des voies anatomiques, physiologiques ou mécaniques), une DOV est le point de départ ou, au contraire, le point d'aboutissement d'une foule d'informations d'ordre neurohormonal dont le retentissement dans l'organisme entier mérite que l'on s'y intéresse succinctement. Ce sera l'objet de quelques réflexions basiques dans les deux paragraphes suivants.

Dysfonction ostéopathique vertébrale centrifuge

En raison de la proximité immédiate de tous les tissus nobles, la blessure articulaire au niveau vertébral (DOV) devient très rapidement le point de départ d'une cascade de réactions physiologiques ou pathologiques pouvant diffuser dans l'organisme tout entier. Les moyens de transmission sont toujours les mêmes, à savoir le lien mécanique, le lien neurologique et le lien fluidique, ces deux derniers étant physiologiquement interdépendants.

L'importance de la DOV centrifuge est très variable en terme de gradation lésionnelle ; cela va de la « négligeable » petite restriction de mobilité à la véritable subluxation articulaire, appelée plus communément « entorse vertébrale ».

Éléments fluidiques (neurologiques et vasculaires)

Les tensions tissulaires associées à la DOV irritent les petites racines nerveuses et les gan-

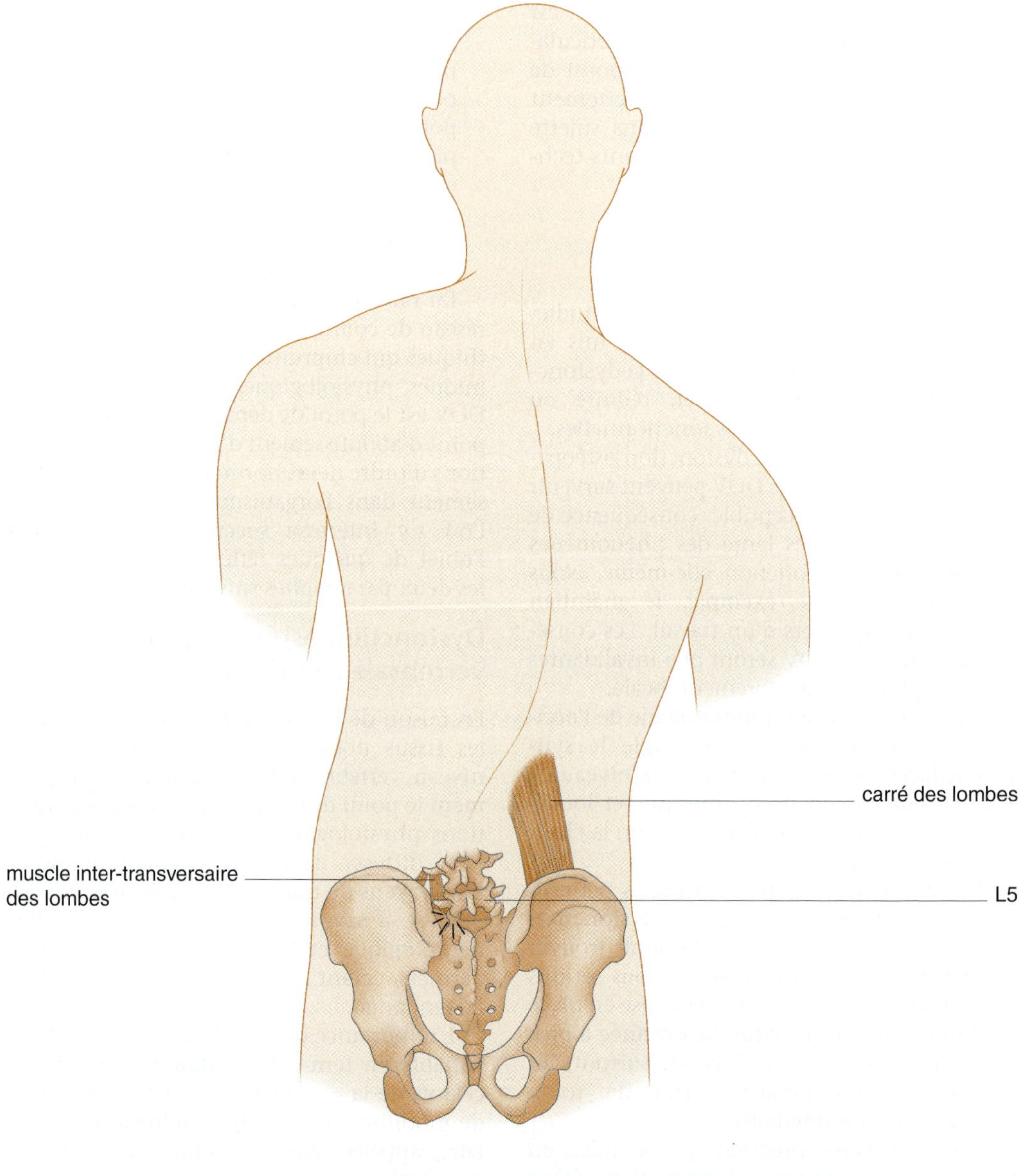

Figure 4.7. Illustration schématique du syndrome facettaire aigu au niveau lombaire bas.

glions au point d'en modifier l'activité électrique dans le sens de l'inhibition ou, au contraire, de l'excitation neuronique. Sont concernées quelques fibres nerveuses ou bien la totalité du nerf. En fonction de la nature des fibres nerveuses, le tableau clinique varie.

L'atteinte des faisceaux sensitifs provoque la célèbre névralgie (sciatalgie ou cruralgie par exemple), mais aussi les paresthésies, les hyperesthésies ou, plus graves encore, les anesthésies des territoires dépendant de l'innervation de ces fibres.

L'atteinte des fibres motrices est responsable des anomalies fonctionnelles de la motricité : contractures musculaires, perte de force ou de vitesse de réaction, diminution ou exacerbation des réflexes neuromusculaires et, enfin, en suivant l'échelle de gradation des symptômes, la paralysie.

Lorsque c'est le système neurovégétatif (sympathique) qui subit les affres de la DOV, une foule de conséquences parfois insoupçonnées seront observées (ou pas !). Parce que ce système régule notamment la vascularisation locale, celle des nerfs eux-mêmes et celle des différents tissus et organes dépendant du niveau concerné, une quantité invraisemblable de troubles neurologiques, hormonaux, circulatoires ou fonctionnels pourra apparaître.

Ce petit rappel anatomophysiologique élémentaire permet de mieux cerner les conséquences locales et à distance d'une DOV. Le rayonnement dysfonctionnel vers des tissus cibles se faisant au départ de la vertèbre, cette DOV est appelée « centrifuge » (figure 4.8).

La DOV centrifuge est majoritairement primaire. Elle est la conséquence d'un traumatisme, d'une activité physique inadaptée (les « faux mouvements ») ou d'une posture prolongée. Plus globalement, elle résulte d'une carence d'adaptation aux contraintes liées aux forces gravitationnelles.

Élément mécanique

Il est loin le temps où les premiers vertébrothérapeutes imaginaient un rapport tellement étroit entre le trou de conjugaison et la racine nerveuse que celle-ci se « coinçait » ou « s'écrasait » par un contact osseux direct. Aujourd'hui, nous avons compris que cette vision des choses ne correspondait pas à la réalité anatomique. La présence de la dysfonction ostéopathique au niveau vertébral suffit à expliquer les troubles fonctionnels perçus localement ou à distance. Dans cette configuration, une infime restriction de la mobilité articulaire peut déclencher la pathologie.

Pourtant, il existe des cas, souvent sévères, pour lesquels l'élément structurel lui-même est à l'origine de la pathologie et de l'altération locale des tissus environnants. C'est l'exemple bien connu – et si souvent redouté – des ostéophytes qui exercent une compression directe sur un élément neurologique ou vasculaire.

Abstraction faite de ce tableau dégénératif classique, d'autres situations s'observent régulièrement. En effet, la DOV peut revêtir la forme d'une réelle blessure articulaire. Les réactions tissulaires associées peuvent directement irriter, étirer ou comprimer un nerf, une racine, un ganglion ou encore le réseau d'artérioles ou de veinules. De plus, le tableau inflammatoire se développant, l'œdème local est souvent la cause de compression des tissus nobles avoisinants. Ce tableau est souvent présent dans le cas des accidents mettant en jeu d'importantes forces : whiplash ou encore syndrome facettaire aigu, déjà cité en exemple.

Enfin, nous ne pouvons évidemment pas passer sous silence la célèbre hernie discale qui représente l'exemple type de la compression mécanique d'un élément neurologique par une structure dysfonctionnelle.

Remarque

Dysfonction primaire ?

Ces blessures ou dysfonctions articulaires majeures, mettant directement en jeu les éléments structuraux, doivent-elles être considérées comme des dysfonctions primaires dans le sens ostéopathique du

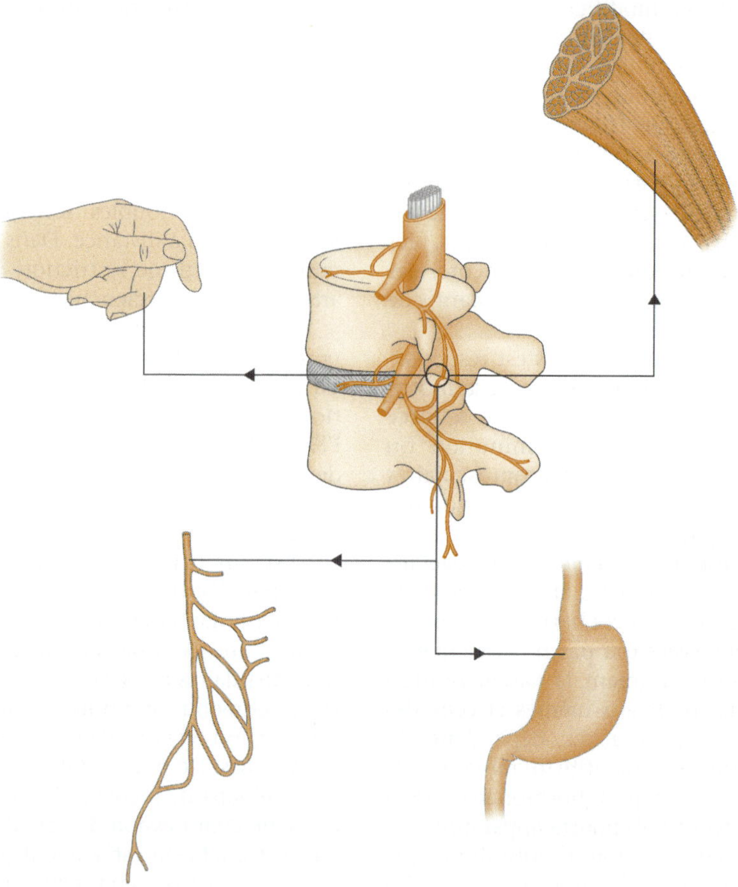

Figure 4.8. À partir de la dysfonction ostéopathique vertébrale centrifuge se diffusent les informations neurohormonales vers les différents tissus périphériques de l'organisme.

terme ? En dehors des traumatismes qualifiés (écrasements, fractures, tassements, arrachements, etc.), nous ne le pensons pas. En effet, les phénomènes arthrosiques sont en réalité une conséquence – voire une adaptation à – d'autres phénomènes dysfonctionnels (mis à part des pathologies avérées : rhumatismales, inflammatoires, dégénératives ou métaboliques) ayant généré une augmentation des contraintes articulaires (au point d'en déformer la structure). Il en va de même pour le disque intervertébral, élément structurel dynamiquement inerte, dont le rôle consiste presque exclusivement à amortir les contraintes de forces à la manière d'un amortisseur classique. Dans ce cas aussi, nous pensons que la hernie discale n'est que la conséquence d'une dysfonction et non pas sa cause ; à ce titre, elle fait donc partie des dysfonctions ostéopathiques secondaires.

Dysfonction ostéopathique vertébrale centripète

Un segment neurologique vertébral collecte les informations neurologiques (toujours sous la forme d'influx électriques) en provenance des tissus périphériques. Très logiquement, lorsqu'une dysfonction ostéopathique existe en périphérie, l'activité électrique augmente au niveau segmentaire collecteur, au point de provoquer un dépassement du seuil de la réactivité.

Historiquement qualifiée de « facilité » par le Pr I. Korr (neurophysiologiste), la capacité de filtration des influx infraliminaires de ce segment neurologique diminue. À cet instant, le moindre petit influx additionnel pourra provoquer une réponse d'ordre neurohormonal parasite qui sera distribuée en direction du réseau périphérique.

Or, les influx sont extrêmement nombreux et constants parce qu'un segment neurologique (au niveau vertébral) est un carrefour où transitent à la fois :

- les communications horizontales en rapport avec les tissus périphériques dépendant neurologiquement du segment ;
- les communications verticales en rapport avec les segments neurologiques supérieurs et inférieurs.

Un segment facilité distribue des ordres erronés se caractérisant localement mais surtout à distance par des troubles neurohormonaux de toute nature : moteurs, sensitifs, vasculaires, neurovégétatifs, etc.

Généralement, la facilitation d'un segment neurovertébral est la conséquence d'une ou de plusieurs DOP situées en périphérie.

Cette dysfonction ostéopathique vertébrale est qualifiée de « centripète » dans le jargon ostéopathique, parce qu'elle répercute le désordre neurologique vers les tissus périphériques (figure 4.9). Pour être complet, il est intéressant de comprendre que ces DOV centripètes sont logiquement, et à quelques exceptions près, des DOS, contrairement aux DOV centrifuges.

Réactions tissulaires

Généralités

Abstraction faite de l'intervention pratiquée dans le cadre préventif, le rôle thérapeutique ultime consiste à administrer ou appliquer un traitement spécifique, approprié, ciblé et proportionné.

Ces mots simples, évidents, cachent en réalité une énorme connaissance, une grande expérience et beaucoup de savoir-faire. Autrement dit, un thérapeute doit connaître et comprendre tous les mécanismes physiologiques ou pathologiques ayant permis à l'organisme de résister à la pathologie, de la combattre, de la vaincre ou de s'y adapter.

La connaissance scientifique fondamentale (anatomie, physiologie, pathologie, etc.) fournit au thérapeute les outils nécessaires pour poser *le* diagnostic, préambule à la prescription du remède ou à l'application du traitement approprié.

Pour bien comprendre les pages suivantes, un bref rappel d'une notion importante de la physiologie élémentaire est nécessaire. En effet, parmi toutes les caractéristiques définissant la vie, il en est une qui nous intéresse plus particulièrement dans le cadre de ce chapitre : sa capacité de se protéger des agressions issues des environnements externe ou interne (notamment la gestion des déchets métaboliques). L'homéostasie et l'allostasie sont bien connues puisqu'elles ont été étudiées, démontrées et expliquées essentiellement dans les domaines de la biochimie et de la physiologie générale, depuis fort longtemps. Ces mécanismes permettent de garantir le maintien, dans des normes physiologiques, d'une foule de paramètres biologiques vitaux.

Définitions : homéostasie et allostasie

Homéostasie

Considéré comme le fondateur de la médecine expérimentale, Claude Bernard (1813-1878), physiologiste français, a décrit un nouveau concept :

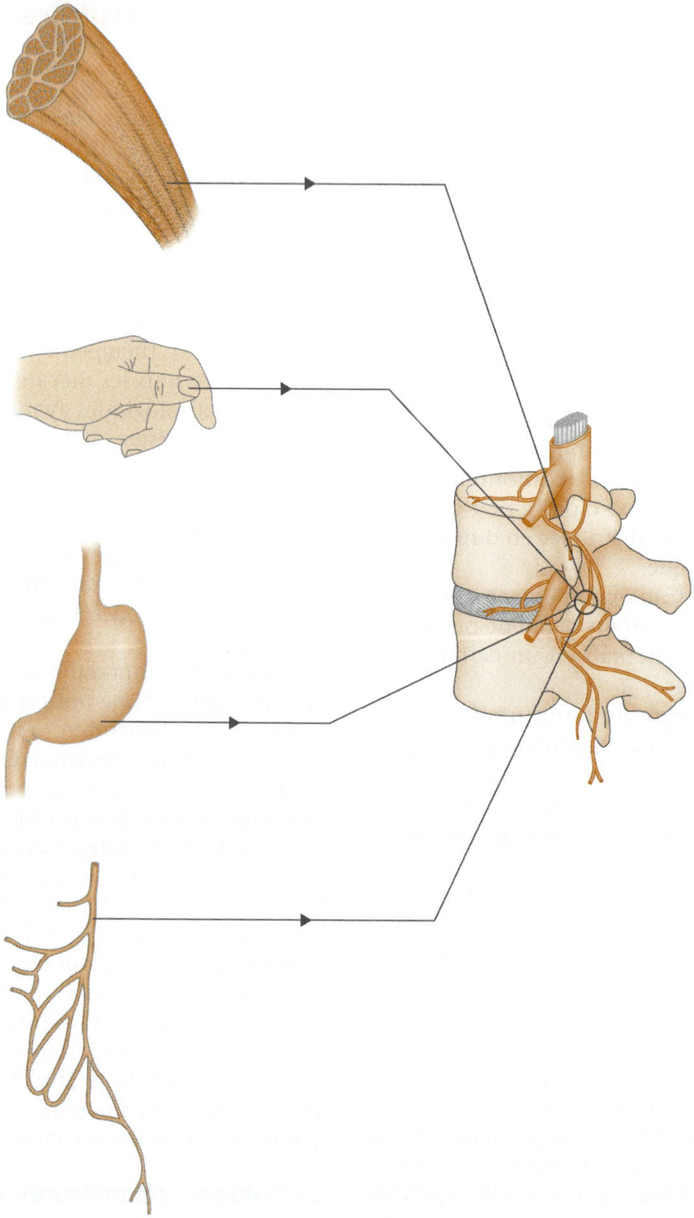

Figure 4.9. La dysfonction ostéopathique vertébrale centripète recueille et focalise les influx neurohormonaux en provenance des tissus périphériques.

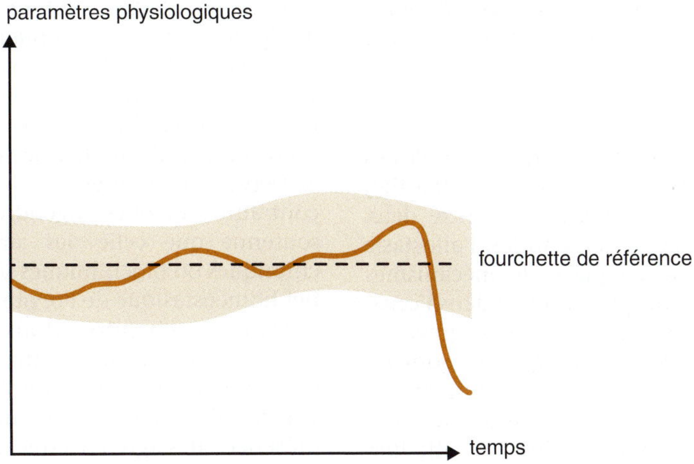

Figure 4.10. Représentation graphique du mécanisme de l'homéostasie.

> Tous les mécanismes vitaux, quelque variés qu'ils soient, n'ont toujours qu'un but, celui de maintenir l'unité des conditions de la vie dans le milieu intérieur[1].

Mais le mot « homéostasie » a été proposé par le physiologiste américain Walter Bradford Cannon (1871-1945) à partir de deux mots grecs :

- *stasis* (état, position) ;
- *homoios* (égal, semblable à).

Cannon définit ainsi la stabilisation des états permettant les processus biologiques de la vie :

> Les êtres vivants supérieurs constituent un système ouvert présentant de nombreuses relations avec l'environnement. Les modifications de l'environnement déclenchent des réactions dans le système ou l'affectent directement, aboutissant à des perturbations internes du système. De telles perturbations sont normalement maintenues dans des limites étroites parce que des ajustements automatiques, à l'intérieur du système, entrent en action et que de cette façon sont évitées des oscillations amples, les conditions internes étant maintenues à peu près constantes. Les réactions physiologiques coordonnées qui maintiennent la plupart des équilibres dynamiques du corps sont si complexes et si particulières aux organismes vivants qu'il a été suggéré qu'une désignation particulière soit employée pour ces réactions : celle d'homéostasie[2].

Parce qu'elle permet de maintenir stables les différents paramètres vitaux de l'organisme, l'homéostasie est un mécanisme biologique indispensable à la survie, et ce malgré « l'instabilité » de l'environnement (figure 4.10). Didactiquement, l'exemple du maintien de la température corporelle est certainement le plus illustratif, mais bien d'autres paramètres (chimiques, biochimiques, énergétiques, etc.) sont régulés suivant le même protocole opérationnel. Très logique-

1. Claude Bernard, *Introduction à l'étude de la médecine expérimentale*, 1865.

2. Walter Bradford Cannon, *La Sagesse de l'organisme*, 1932.

ment, un dysfonctionnement de ces mécanismes régulateurs deviendra rapidement une source pathogène.

Allostasie

Alors que l'homéostasie définit l'ensemble des mécanismes actifs concourant au maintien d'un équilibre préexistant, situé entre deux limites physiologiques et définies, l'allostasie concerne la mise en place de mécanismes ayant élaboré un nouvel équilibre dans l'organisme. Cela se produit à la suite d'agressions – mot pris dans son sens large : ce sont les facteurs extrinsèques qui déterminent la réponse – ou de réactions dépassant le cadre de la fonction physiologique : attaques d'ordre immunitaire, désordres structurels irréversibles ou traumatismes.

Adaptation aux forces extrinsèques

La régulation multifactorielle des fonctions (biochimiques, biologiques, physiologiques, etc.) ne suffit évidemment pas à garantir le potentiel vital de l'organisme. D'autres éléments interviennent dans ce rapport à la vie et l'influencent qualitativement. Parmi ceux-ci, citons les éléments physiques et plus particulièrement mécaniques. Pour rappel, l'être vivant constitue un système ouvert où tous les types d'échanges et d'interactions se produisent (micro-organismes, éléments chimiques, radiations, forces et contraintes).

Nous vivons sur Terre ; par conséquent, nous sommes soumis aux forces gravitationnelles. Nous formons un élément de cet ensemble universel où forces, contraintes et pressions de toutes sortes agissent en permanence.

Ces forces extrinsèques s'appliquent sur tous les corps, y compris les vivants : ils s'y sont adaptés avec ingéniosité. L'adaptation à ces forces subies et la protection à l'égard de celles-ci constituent un paramètre qui doit être régulé au même titre qu'une concentration ionique ou une température.

Un contrôle inadapté de la gestion des forces subies entraînera des pathologies de carence ou d'excès. Notons qu'à ces forces d'origine extrinsèque supportées par l'organisme et résultant du contexte gravitationnel viennent s'ajouter les forces intrinsèques, issues de l'activité motrice. Nous y reviendrons plus en détail dans le chapitre 5.

L'étude de l'influence des forces et des contraintes qu'elles engendrent a été moins soutenue que celle des autres paramètres chimiques ou biochimiques soumis au potentiel homéostasique de l'organisme vivant.

Dans ce chapitre, nous décrirons très globalement les mécanismes mis en œuvre par l'organisme pour équilibrer, réduire ou amortir l'impact destructeur des forces en présence. Il s'agit en effet d'une introduction et non d'une étude systématique de tous les mécanismes existant aux différents niveaux organiques. Le lecteur pourra ainsi observer un parallélisme surprenant avec les mécanismes homéostasiques qu'il connaît déjà bien.

Nous verrons aussi comment l'organisme s'y prend pour réagir rapidement et exceptionnellement lorsqu'une force extérieure brutale menace son intégrité ou abîme certains tissus cibles. Ici encore, la comparaison avec les phénomènes allostasiques, bien connus en physiologie classique, est intéressante.

Conclusion

L'organisme est un système ouvert permettant les échanges avec son environnement. Qui dit échanges dit aussi modifications du milieu. Grâce au système d'ajustement automatique, les paramètres contrôlés sont maintenus entre des seuils étroits et définis. Ces ajustements sont constants et minimes. Ils interviennent dès que la moindre variation du paramètre se manifeste (figure 4.11). Agissant de la sorte « à la dérivée » de la fonction, ce mécanisme évite les plus amples oscillations préjudiciables.

Que les paramètres devant être équilibrés soient biochimiques, immunitaires, physiques ou mécaniques, l'organisme utilise toujours la même logique opérationnelle.

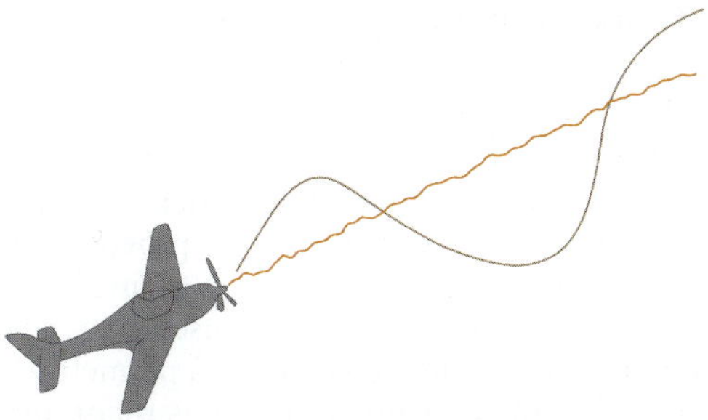

Figure 4.11. De très fréquentes petites corrections évitent les grosses fluctuations tardives, préjudiciables et énergivores.

Tensions tissulaires induites

Rappels élémentaires

Mobilité articulaire

Par définition, une articulation doit être mobile. Le moteur du mouvement est le muscle. Il fonctionne à la manière d'un moteur linéaire (figure 4.12). Travaillant en traction, il est intégré au système articulaire.

Physiologiquement, une articulation est sous le contrôle de plusieurs muscles. Ces derniers sont autant de vecteurs du mouvement sur les différents axes de la mobilité articulaire (figure 4.13).

Une articulation a généralement plusieurs axes de mobilité : flexion-extension, rotation interne ou externe, translation, etc. Ces différents mouvements, même extrêmement réduits en amplitude, se produisent simultanément ou chronologiquement. Il y a des mouvements mineurs, presque insignifiants, et des mouvements majeurs. Le mouvement observé est une combinaison de plusieurs mouvements, mineurs et majeurs, effectués sur différents axes de la mobilité de la ou des articulations. Bien qu'extrêmement réduits, les mouvements mineurs conditionnent la qualité ou la quantité du mouvement réalisé.

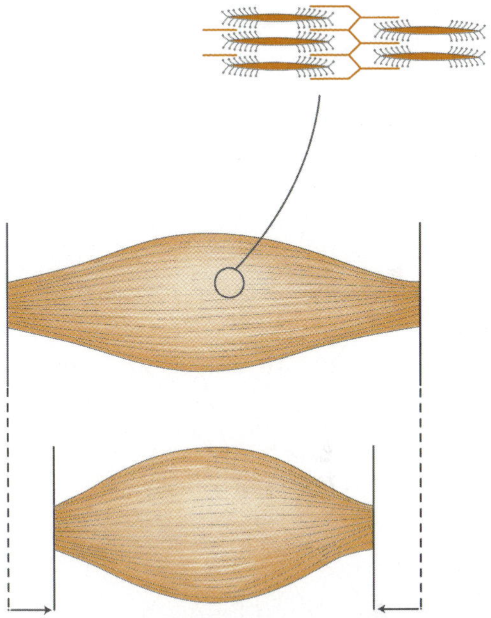

Figure 4.12. Le muscle strié est un moteur linéaire travaillant en traction.

Les ostéopathes ont l'habitude de dire que « le mouvement mineur conditionne le mouvement majeur ».

L'exemple le plus parlant est probablement celui de la cheville (figure 4.14). Pour que le mouvement majeur de flexion-extension soit possible, une foule de petits mouvements mineurs doivent se produire au niveau de l'articulation péronéo-tibiale inférieure.

L'implication pratique de cette réalité physiologique est évidente pour l'ostéopathe : vérifier la qualité d'un mouvement mineur avant de tirer la moindre conclusion concernant le mouvement majeur.

Afin que chaque axe de la mobilité physiologique de l'articulation soit exploré, plusieurs muscles doivent donc entrer en action séparément, simultanément ou chronologiquement.

Les muscles moteurs de l'action sont appelés « agonistes ». Les muscles opposés au sens

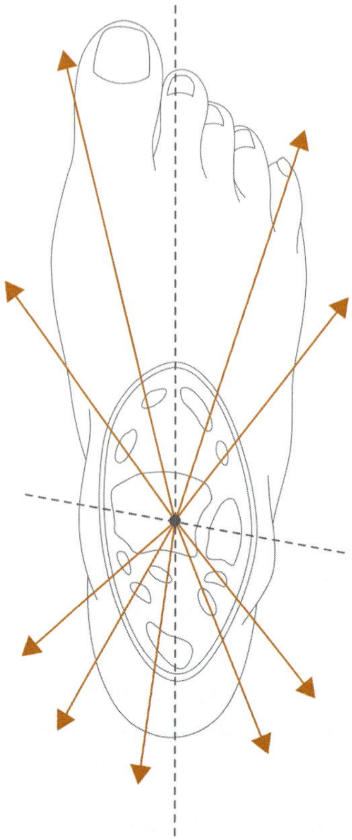

Figure 4.13. Les différents vecteurs de la mobilité globale de la cheville (d'après Kapandji).

du mouvement sont appelés « antagonistes ». Grâce au contrôle exercé par le système nerveux, lorsqu'un muscle travaille, le muscle antagoniste se relâche, se contentant alors d'adapter sa longueur entre les deux points d'insertion. Ce système économique en énergie permet d'exécuter en sécurité un mouvement plus rapide et plus précis, tout en limitant les contraintes extra- et intra-articulaires.

Ce mécanisme adaptatif permet, grâce aux propriocepteurs, un excellent contrôle articulaire par chacun des muscles ayant une action motrice sur l'articulation concernée.

Mobilisation articulaire active

L'articulation est sous le contrôle de tous les muscles qui la mobilisent. Lorsqu'un ordre de mouvement est donné par le système nerveux central (ordre volontaire), le muscle mobilisateur augmente sa tension et provoque la mobilisation de l'articulation (figure 4.15). Simultanément, les autres muscles se relâchent suffisamment de manière à permettre le mouvement souhaité tout en gardant une tension de sécurité utile pour le contrôle articulaire ou pour guider le mouvement.

Mobilisation articulaire passive

Contrairement au cas décrit précédemment, une force extérieure au système musculo-articulaire peut mobiliser une articulation. Ce mouvement « subi » est qualifié de « passif ». Dans ce cas, l'activité musculaire est :

- soit nulle, afin de permettre l'exécution du mouvement très librement et en toute confiance ;
- soit contrôlée, afin de contrer ou de contrôler les forces mobilisatrices.

Ce second cas de figure permet une protection efficace de l'articulation (figure 4.16). Dès que la force extrinsèque agit, les muscles interviennent plus ou moins rapidement et plus ou moins puissamment. En cas de défection de ce mécanisme physiologique placé sous le contrôle du système nerveux central (intervention tardive ou insuffisante), l'accident articulaire est inévitable. L'entorse articulaire est une parfaite illustration de cette carence qualitative ou quantitative dans l'intervention musculaire protectrice.

Caractéristiques

Tensions de repos

Dans les paragraphes suivants, nous décrirons le comportement des tissus périarticulaires d'une articulation au repos dans deux cas : lorsqu'elle est saine ou lorsqu'elle est en dysfonctionnement.

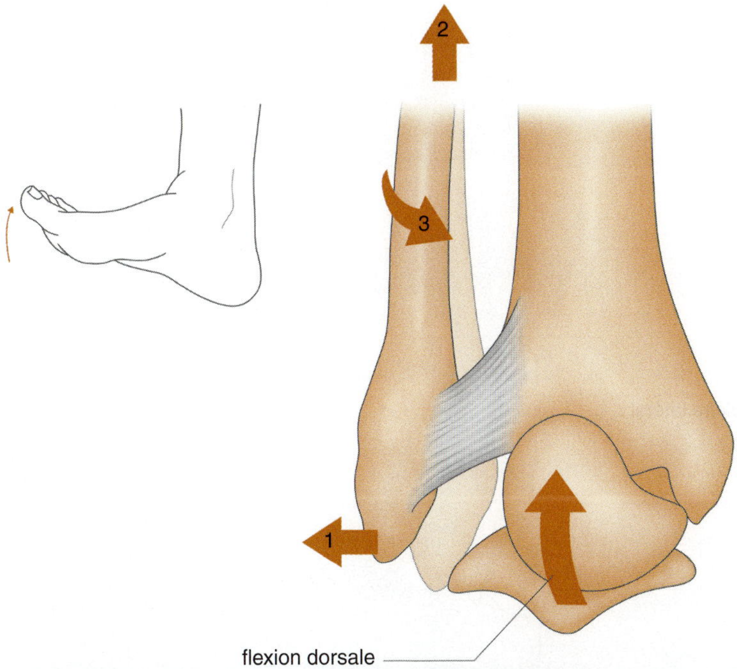

Figure 4.14. Les mouvements mineurs d'écartement, d'élévation et de rotation interne de la malléole externe conditionnent qualitativement et quantitativement le mouvement majeur de flexion de la cheville (d'après Kapandji).

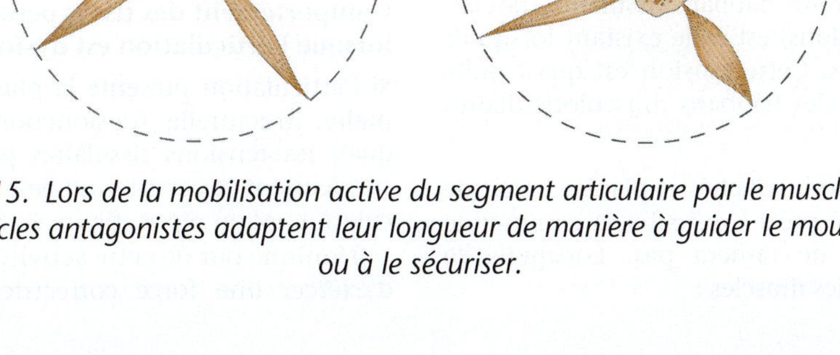

Figure 4.15. Lors de la mobilisation active du segment articulaire par le muscle moteur, les muscles antagonistes adaptent leur longueur de manière à guider le mouvement ou à le sécuriser.

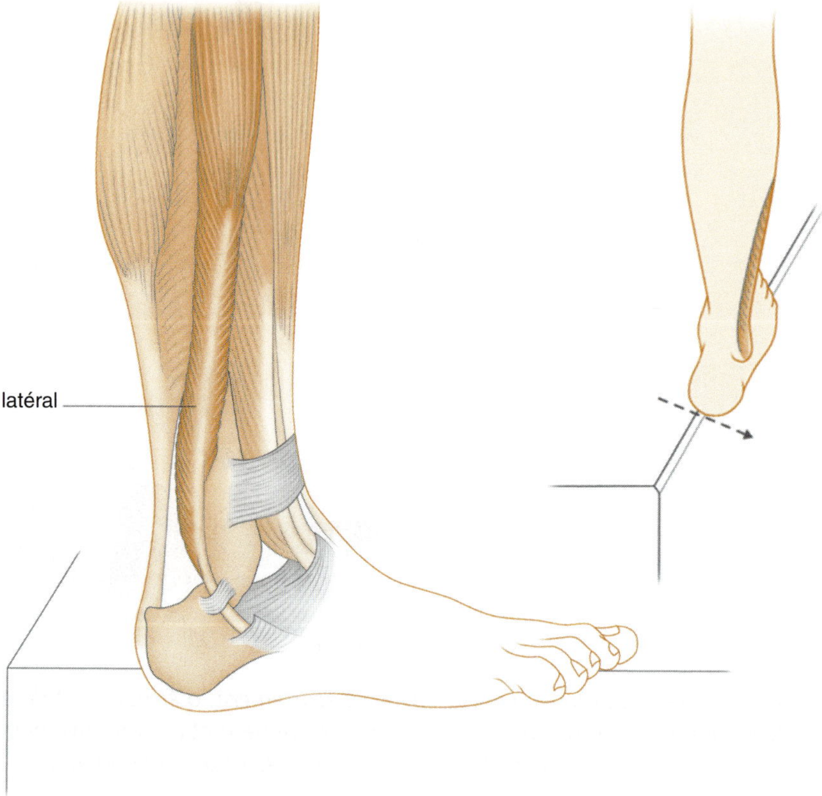

Figure 4.16. Dès qu'un mouvement passif survient, les muscles se contractent immédiatement pour contrôler le mouvement et limiter son amplitude.

Comportement des tissus périarticulaires lorsque l'articulation est saine

Lorsqu'une articulation parfaitement fonctionnelle (tous les axes de mouvement sont parfaitement libres) est au repos, la tension dans les différents haubans tissulaires (fascias, muscles, tendons) est celle existant lorsqu'ils sont au repos. Cette tension est quasi nulle dans chacun des haubans musculotissulaires (figure 4.17).

Les tissus sont relâchés et placés en état de veille. Ils sont prêts à exécuter la commande motrice qui ne tardera pas. Lorsqu'ils se contractent, les muscles :

- induisent le mouvement articulaire (mouvement actif) ;
- contrôlent et freinent le mouvement articulaire (mouvement passif) de manière à protéger l'articulation.

Comportement des tissus périarticulaires lorsque l'articulation est dysfonctionnelle

Si l'articulation présente la plus infime anomalie structurelle (dysfonction ostéopathique), les tensions tissulaires périarticulaires surviennent et persistent même lorsque l'articulation est au repos (figure 4.18).

L'unique but de cette activité tissulaire est d'exercer une force correctrice destinée à

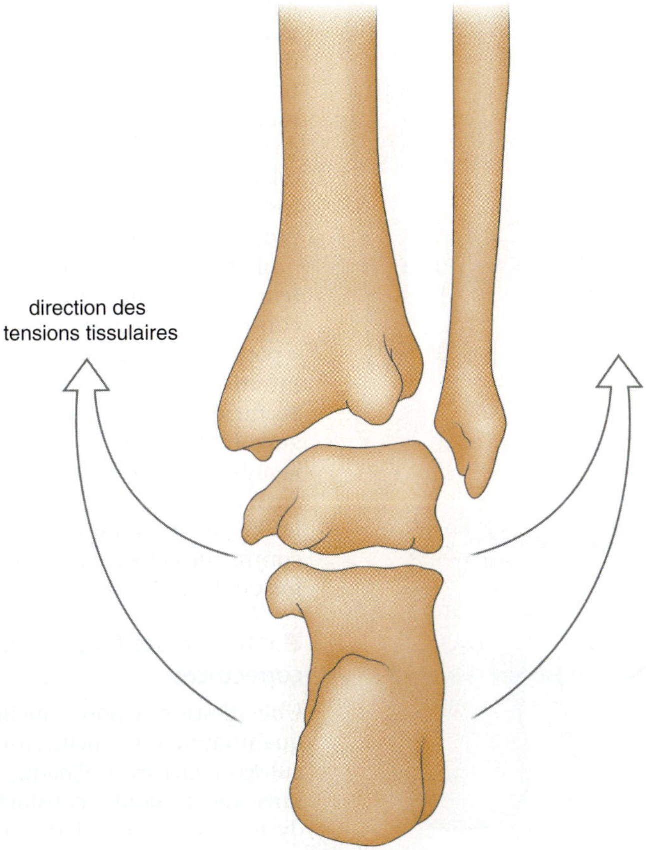

Figure 4.17. Les tensions tissulaires sont équilibrées lorsque l'articulation au repos est saine.

réduire le trouble articulaire structurel. Ce but est atteint lorsque la guérison est complète. Ces réactions tissulaires, conséquences de la dysfonction ostéopathique articulaire, sont – bien qu'apparemment insignifiantes – un véritable outil thérapeutique. Pour rappel, elles sont présentes même lorsque l'activité de l'organisme est au repos. En revanche, elles ne sont que très rarement perceptibles par le patient lui-même, sauf dans quelques cas que nous décrirons dans les pages suivantes.

Très schématiquement, si l'articulation est fixée en position de flexion, ce sont les muscles extenseurs qui exercent la force nécessaire pour corriger la dysfonction.

Ainsi, lorsqu'une articulation est dysfonctionnelle, la tension de certains tissus périarticulaires augmente. Ces tissus, appelés également haubans actifs, produisent une force correctrice destinée à contrer celles qui figent l'articulation : la résultante de cette force correctrice a la même direction, mais est de sens contraire.

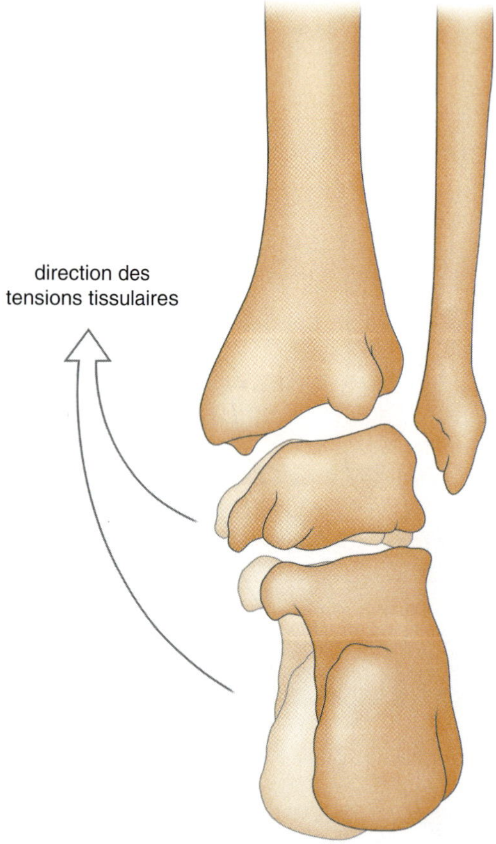

Figure 4.18. Même si l'articulation demeure au repos, en présence d'une dysfonction articulaire, les tensions périarticulaires, ne sont plus équilibrées.

Tensions tissulaires d'adaptation

Dans le paragraphe précédent, nous nous sommes intéressés au hauban « correcteur », c'est-à-dire celui qui, en se raccourcissant activement, produit la force nécessaire pour corriger la dysfonction articulaire.

Rappelons qu'une articulation est sous le contrôle de plusieurs haubans musculaires. Pendant que le hauban « correcteur » s'applique à réduire la dysfonction articulaire, les autres, quoique passifs, adaptent leur longueur à la nouvelle distance existant entre les deux points d'insertion. Sans cette adaptation, le muscle passif, c'est-à-dire celui qui ne joue pas un rôle actif dans le mécanisme de la correction de la dysfonction articulaire, serait relativement détendu et aurait une tonicité insuffisante pour continuer à exercer un rôle proprioceptif utile (figure 4.19).

Il est important que ce mécanisme correcteur se déroule rapidement. Dans le cas contraire, le muscle passif se fige dans cette « position raccourcie » génératrice de fibroses intratissulaires de plus en plus importantes au fur et à mesure que le temps s'écoule (figure 4.20). Dans ces conditions défavorables, le muscle perd ses qualités d'élasticité et donc aussi de motricité : il se fibrose. Rappelons que les ligaments n'ont qu'un très faible pouvoir contractile et ne transmettent les tensions que lorsqu'ils subissent une traction directe.

Intensité des tensions tissulaires correctrices

Une question se pose : quelle est l'importance quantitative (en valeur absolue) des tensions autocorrectrices ? Chaque ostéopathe aura sans aucun doute constaté que, lorsque la dysfonction articulaire est réduite, les tensions musculaires sont insignifiantes, presque imperceptibles. En revanche, si la blessure articulaire est importante ou brutale, les réponses tissulaires le seront également.

Les réactions tissulaires sont proportionnelles à l'importance de la dysfonction articulaire. Plus la perturbation dans la structure articulaire est marquée, plus la fonction de cette articulation est perturbée et plus les tensions tissulaires autocorrectrices sont importantes.

Ce phénomène de réaction proportionnée est illustré adéquatement par le ressort tendu entre deux points fixes.

Plus le nombre d'anneaux comprimés est élevé, plus les forces de rappel exercées par les autres anneaux seront importantes (figure 4.21).

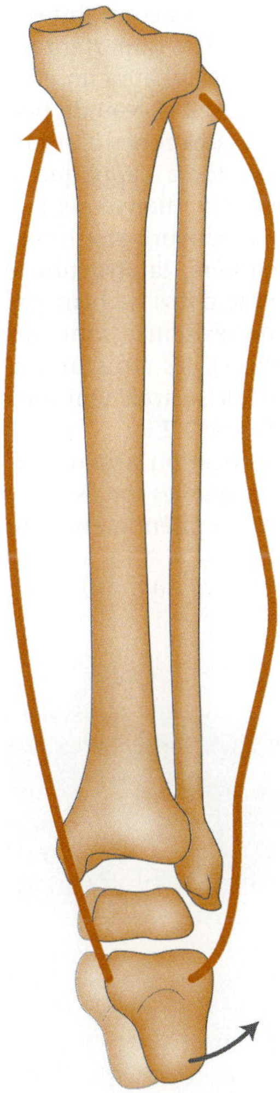

Figure 4.19. Fort logiquement, lorsque les insertions se rapprochent, le muscle se trouve relativement détendu.

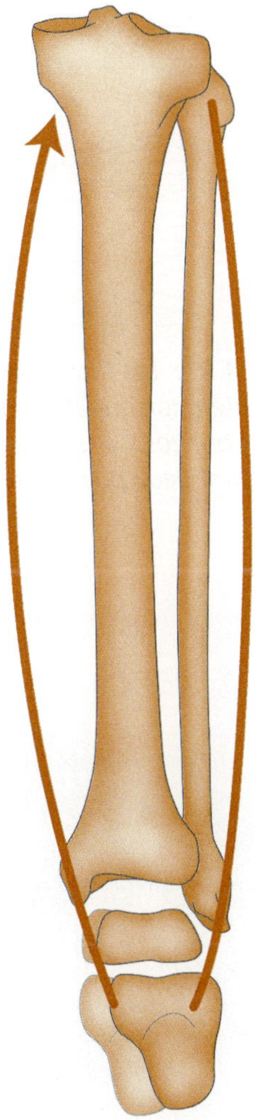

Figure 4.20. Le muscle s'adapte à la variation de la distance existant entre les deux points d'insertion.

Revenant à notre modèle physiologique, plus la restriction de mobilité articulaire (beaucoup d'anneaux du ressort sont comprimés) est marquée, plus fortes seront les réactions tissulaires sus- et sous-jacentes.

Dans le cas du ressort, les deux points d'insertion supportent sans difficulté cette augmentation de tension.

En revanche, pour l'organisme, l'augmentation de tension des tissus accroît les contraintes de forces au niveau des insertions distale et

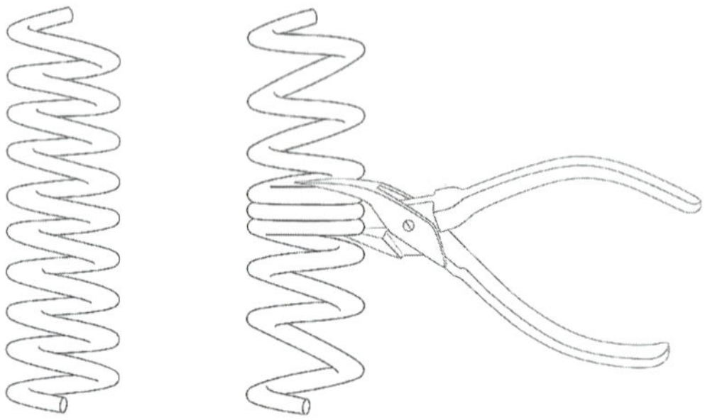

Figure 4.21. Les forces de rappel augmentent lorsque l'on comprime quelques anneaux d'un ressort tendu entre deux points fixes.

proximale. Que ces contraintes soient faibles ou au contraire très importantes, c'est surtout le facteur temps qui aura un effet destructeur sur la structure, au niveau du point d'application des forces (les zones d'insertion).

Lorsqu'une force s'applique sur un corps, elle le met en mouvement pour autant qu'elle soit supérieure aux forces de friction. De cette manière, la structure du corps est préservée. Si le corps ne peut pas se mouvoir (les forces de résistance sont supérieures aux forces motrices), les structures s'altèrent. Ce phénomène est surtout vrai lorsque le corps est vivant (figure 4.22).

Cette modification structurelle est d'autant plus marquée que les forces en présence sont importantes. Ce phénomène touche les deux

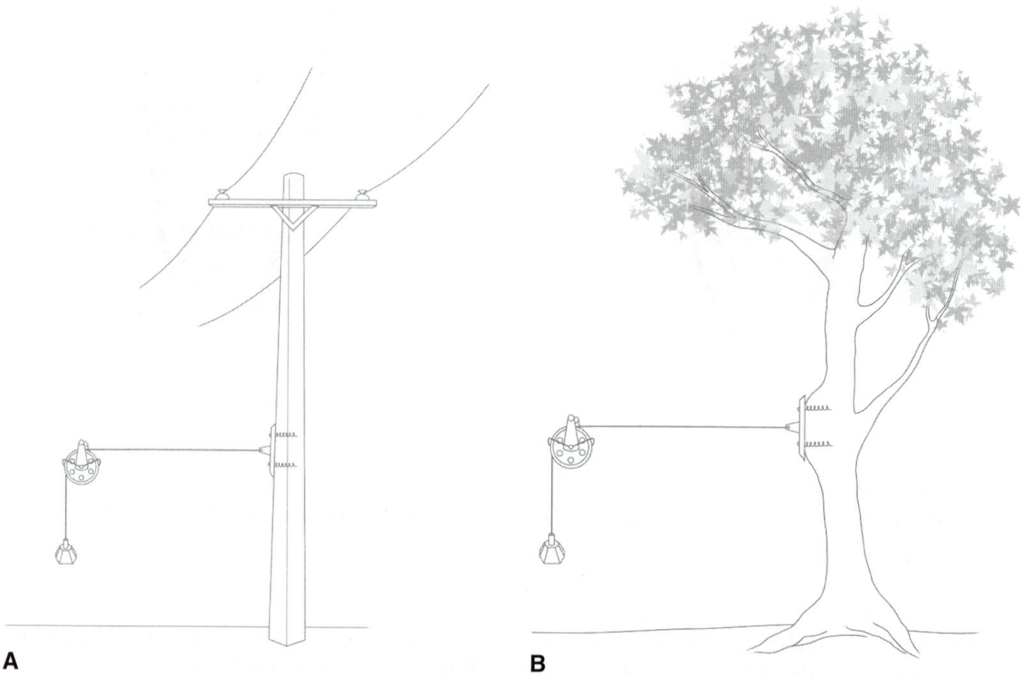

Figure 4.22. Dans un organisme vivant, lorsque les forces de résistance (ou de frottement) sont supérieures aux forces motrices, la structure se déforme.

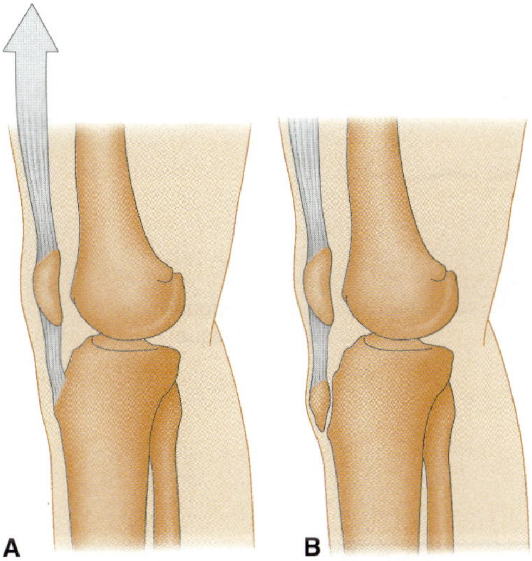

Figure 4.23. Dans le cas de la pathologie d'Osgood-Schlatter, la tension exercée par le tendon sous-rotulien déforme la structure de la protubérance tibiale.

points d'insertion du muscle. Les effets observés sont nombreux et graduels. Cela va de la simple calcification (en réponse à un phénomène inflammatoire) du tendon (épine calcanéenne) à l'arrachement osseux lorsque les forces en présence sont nettement plus importantes.

Cas particulier : la pathologie d'Osgood Schlatter

Un exemple fréquent est celui de la pathologie d'Osgood Schlatter. Elle touche les adolescents généralement sportifs chez qui la protubérance tibiale antérieure est encore insuffisamment ossifiée. Les sollicitations violentes du muscle quadriceps et, surtout, les mécanismes autocorrecteurs (par exemple lors de la mise en tension prolongée du muscle quadriceps dans le mécanisme autocorrecteur d'une dysfonction iliaque postérieure) finissent par altérer la structure tibiale au point d'antérioriser la tubérosité (figure 4.23).

Tensions tissulaires autocorrectrices

Pour rappel, une dysfonction ostéopathique induit des tensions tissulaires périarticulaires. Parce que les forces en présence sont orientées dans le sens opposé à celles qui fixent l'articulation, nous pouvons affirmer que les tensions tissulaires ont un rôle correcteur. Les tensions tissulaires induisent des forces autocorrectrices.

Nous incluons dans l'adjectif « tissulaire » le fascia, le muscle, son tendon et, le cas échéant, le ligament.

Modes d'apparition

Généralités

La relation de cause à effet existant entre la dysfonction ostéopathique et les réactions tissulaires est une particularité très importante de la pensée médicale ostéopathique. À ce jour, elle n'est que très rarement enseignée dans les facultés de médecine allopathique qui semblent négliger cette réalité physiologique.

Comment une tension tissulaire réactionnelle apparaît-elle et comment va-t-elle évoluer au cours du temps ? La réponse à cette question est importante puisqu'elle conditionne la procédure diagnostique dont dépendra le geste thérapeutique.

Pour mieux visualiser le mode d'apparition et l'évolution au cours du temps de la tension tissulaire, nous utiliserons le graphique représenté à la (figure 4.24).

Apparition instantanée

Conséquence d'un traumatisme brutal et violent, la réaction tissulaire est immédiate et dépasse instantanément le seuil de la réponse symptomatique (figure 4.25). La douleur est intense.

L'illustration typique est l'accident mettant en jeu une grande quantité d'énergie : accident de voiture, accident sportif, agression physique.

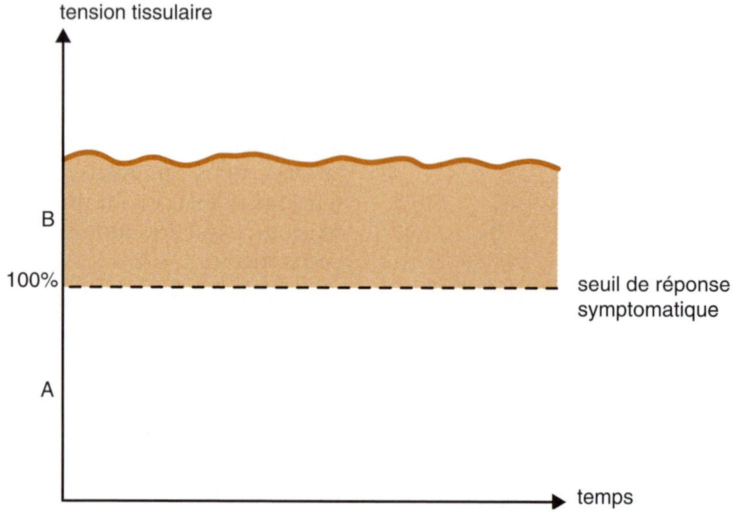

Figure 4.24. Dans la zone A seront représentées les tensions tissulaires asymptomatiques (non douloureuses). Les tensions perçues par le patient (elles sont douloureuses) seront représentées dans la zone B du graphique. Les deux zones sont séparées par une limite virtuelle représentant le seuil de la douleur.

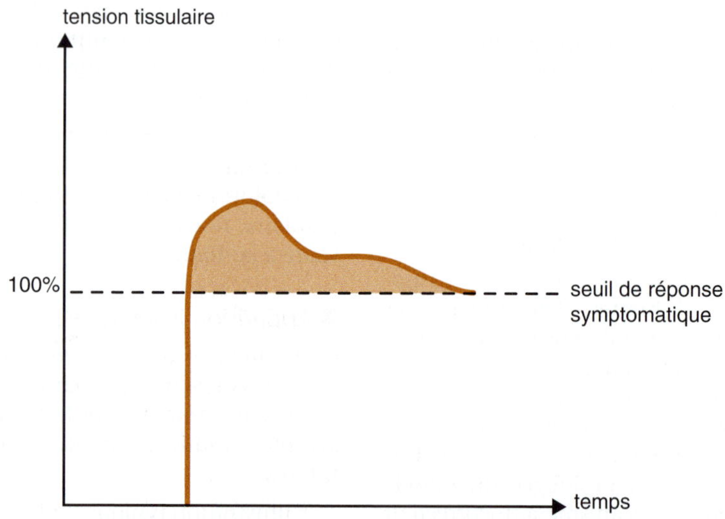

Figure 4.25. À la suite d'un violent traumatisme, la tension tissulaire survient presque instantanément.

Apparition lente

Les tensions tissulaires augmentent lentement et plus progressivement (figure 4.26).

Évolution dans le temps

Tensions résiduelles

L'allure de cette courbe (figure 4.27) illustre le cas de la dysfonction articulaire que l'organisme n'a pas pu entièrement éliminer. La tension résiduelle perçue étant la signature d'un vestige de ce trouble fonctionnel articulaire, elle constitue un élément marquant de la « mémoire tissulaire ».

Des traumatismes répétitifs

Les tensions tissulaires régressent dès l'arrêt des sollicitations (figure 4.28A). Malgré le repos observé, les tensions résiduelles sont toujours bien présentes (figure 4.28B) : elles sont en réalité le témoignage explicite d'une ancienne blessure articulaire ou tissulaire insuffisamment guérie : les nouvelles sollicitations mécaniques réactivent les tensions tissulaires.

Réaction tissulaire silencieuse

Cet exemple est une belle illustration de la mise en œuvre des mécanismes autocorrecteurs de la dysfonction articulaire. Les tensions tissulaires sont infraliminales et, donc, aucune réponse symptomatique ne se manifeste. Les tensions tissulaires restent muettes, c'est-à-dire non douloureuses (figure 4.29).

Les tensions tissulaires disparaissent de la « mémoire tissulaire »

Le seuil de la réponse symptomatique n'est que tardivement dépassé. C'est seulement à ce moment-là que la symptomatologie subjective apparaît : le patient souffre ! Ensuite, les tensions tissulaires diminuent au point de disparaître complètement. Les mécanismes autocorrecteurs mis en œuvre par l'organisme sous le contrôle du système nerveux sont une totale réussite (figure 4.30). Toute trace de cette blessure articulaire a disparu de la « mémoire tissulaire ».

Chaînes tissulaires réactionnelles

Concept

Nous avons vu en début de chapitre qu'une dysfonction articulaire (DOP) pouvait en entraîner une autre (DOS). Plusieurs types de liens relient ces deux dysfonctions. Dans le cadre de cette étude, nous nous limiterons à citer le lien mécanique formé par le hauban tissulaire comprenant le muscle, son fascia et son tendon. Maillon par maillon, ce mécanisme d'exportation de la dysfonction articulaire construit une chaîne appelée chaîne tissulaire réactionnelle (CTR). Chaque maillon de cette CTR assure une partie de l'effort correcteur de la DOP.

Autrement dit, la globalité de l'effort autocorrecteur des tissus se répartit en une succession de plusieurs segments ou maillons, disposés en série (figure 4.31).

Les mécanismes physiologiques que nous venons de décrire très superficiellement sont une illustration concrète des trois principes de l'ostéopathie (voir chapitre 3). En effet, la structure articulaire conditionne la qualité de sa fonction (premier principe). Si celle-ci est perturbée, les forces autocorrectrices en présence (deuxième principe) ont un retentissement dans l'organisme entier (troisième principe).

L'organisation sans relâche, si discrète et tellement efficace, des CTR réalise un immense travail autocorrecteur grâce auquel une multitude de petites dysfonctions articulaires ne deviennent pas invalidantes. Pourtant, ces mécanismes, aussi importants soient-ils, ne sont que rarement ressentis par le patient lui-même.

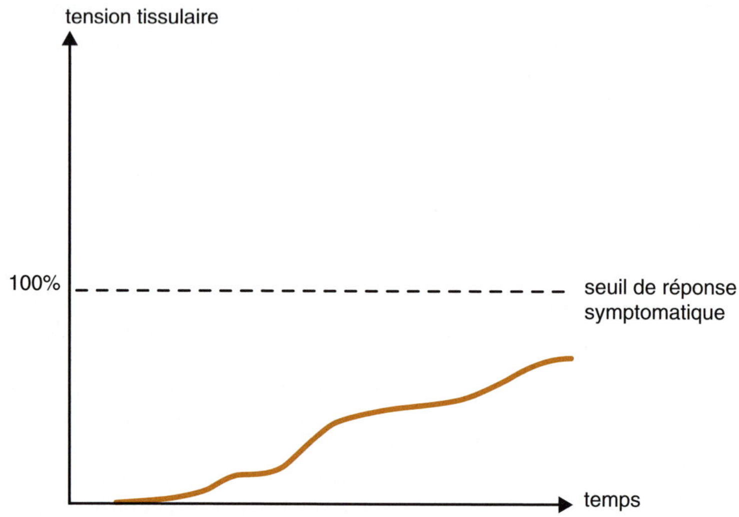

Figure 4.26. L'augmentation de la tension tissulaire est progressive.

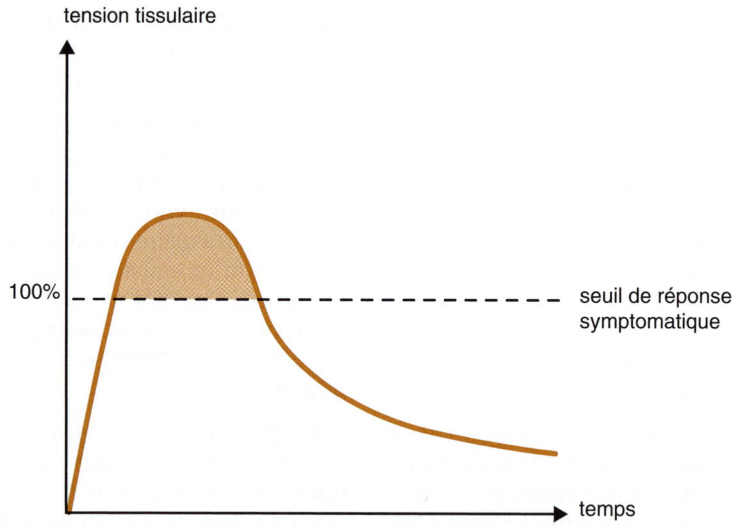

Figure 4.27. Malgré le travail autocorrecteur intense, une tension tissulaire résiduelle persiste : la dysfonction ostéopathique est toujours présente.

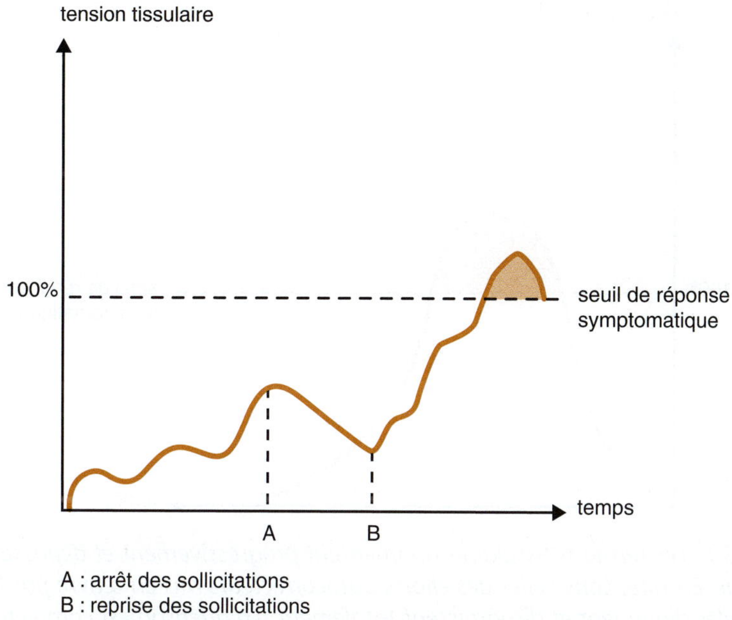

Figure 4.28. Cas de figure des tensions tissulaires réactionnelles liées à une activité physique intense ou prolongée : l'arrêt de l'activité physique diminue les tensions tissulaires (A) et sa reprise les réactive (B) davantage.

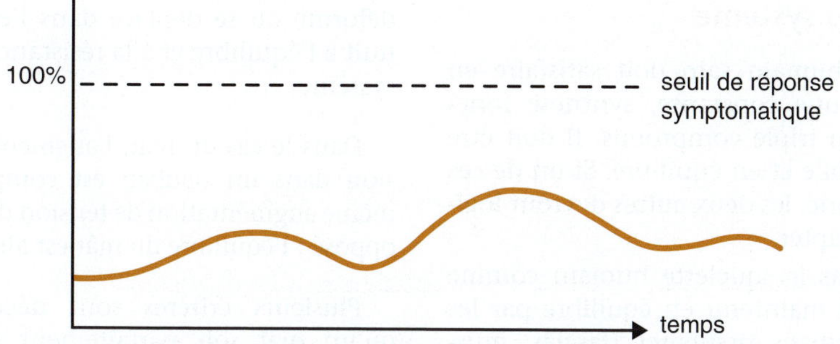

Figure 4.29. Au cours du temps, la variation de la tension tissulaire se cantonne sous le seuil de la réponse symptomatique. Le patient ne ressent aucun symptôme et sa qualité de vie n'est pas altérée.

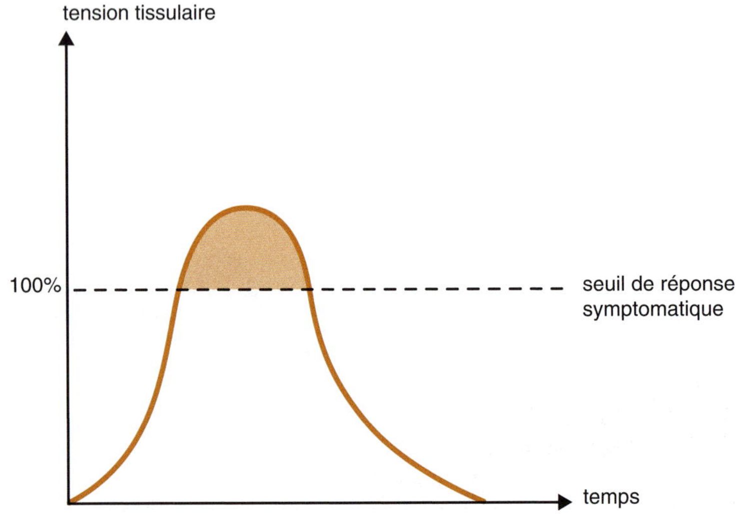

Figure 4.30. Les tensions tissulaires augmentent progressivement et dépassent le seuil de la douleur. Ensuite, sous l'effet des efforts autocorrecteurs mis en œuvre par l'organisme, elles diminuent et disparaissent totalement. La guérison est complète.

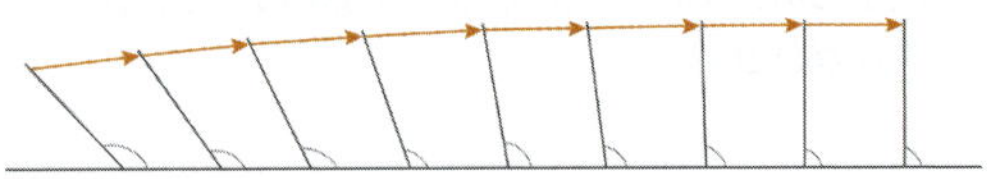

Figure 4.31. Mise en place d'une chaîne tissulaire réactionnelle (CTR). L'effort autocorrecteur de la dysfonction articulaire est réparti sur plusieurs niveaux.

Équilibre du système

L'organisme humain sain doit satisfaire en permanence une constante, synthèse fonctionnelle d'un triple compromis. Il doit être résistant, mobile et en équilibre. Si un de ces paramètres varie, les deux autres devront logiquement s'adapter.

Considérons le squelette humain comme étant un mât maintenu en équilibre par les différents haubans tissulaires (fascias, muscles, tendons) (figure 4.32). L'activité motrice et les augmentations de tensions dans les haubans tissulaires auront une influence importante sur l'équilibre du mât. Comment l'organisme va-t-il s'organiser ou s'adapter pour que, malgré la modification d'une variable importante (modification de la tension dans un hauban tissulaire), la constante (résistance, mobilité et équilibre) soit satisfaite ?

Toute variation de tension dans un hauban tissulaire doit être équilibrée par les autres haubans. Dans le cas contraire, le mât se déforme ou se déplace dans l'espace, ce qui nuit à l'équilibre et à la résistance générale du système.

Dans le cas du mât, l'augmentation de tension dans un hauban est compensée par la même augmentation de tension dans le hauban opposé ; l'équilibre du mât est ainsi assuré.

Plusieurs critères sont nécessaires pour qu'un mât soit parfaitement maintenu en équilibre. Les différents haubans maintenant le mât doivent être tendus exactement avec la même force. C'est la qualité première qu'un

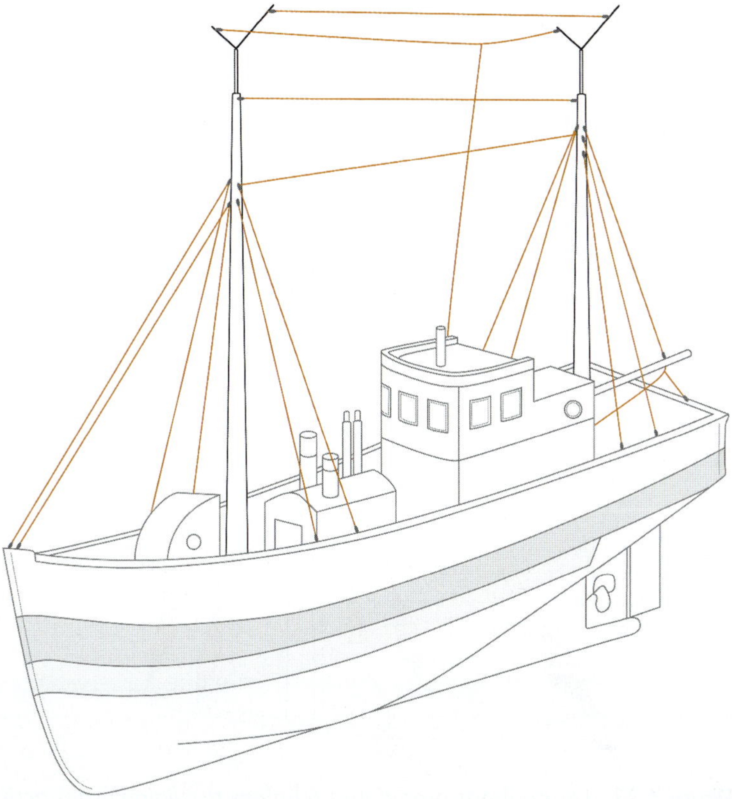

Figure 4.32. Pour que la condition d'équilibre du mât soit satisfaite, il faut que les tensions dans chaque hauban soient strictement égales.

ingénieur demande aux haubans, leur résistance mécanique, bien que capitale, n'étant que secondaire.

Il en est de même pour l'organisme humain, à la différence que les haubans ne sont pas passifs ; ils sont contractiles et peuvent adapter leur longueur et leur tension intrinsèque de manière à rééquilibrer l'ensemble du système, assurant ainsi l'équilibre et la résistance. Les haubans « humains » sont des haubans actifs (figure 4.33).

Dans l'exemple du mât, on observe un accroissement de la force d'impaction dans le sol lorsque la tension dans les haubans augmente (figure 4.34).

Le même phénomène est observé dans l'organisme : les contraintes intra-articulaires croissent lorsque la tension dans les haubans tissulaires augmente. Cet accroissement des contraintes intra-articulaires, faible mais pouvant être prolongé dans le temps, a un effet destructeur sur l'articulation. Ainsi, les surfaces articulaires sont recouvertes de cartilage qui, contrairement aux autres tissus de l'organisme, n'est pas vascularisé. Le cartilage articulaire se nourrit par imbibition, à la manière d'une éponge capturant les éléments nutritifs environnants en profitant des mouvements provoqués par les variations de pression ambiante. Le pouvoir d'imbibi-

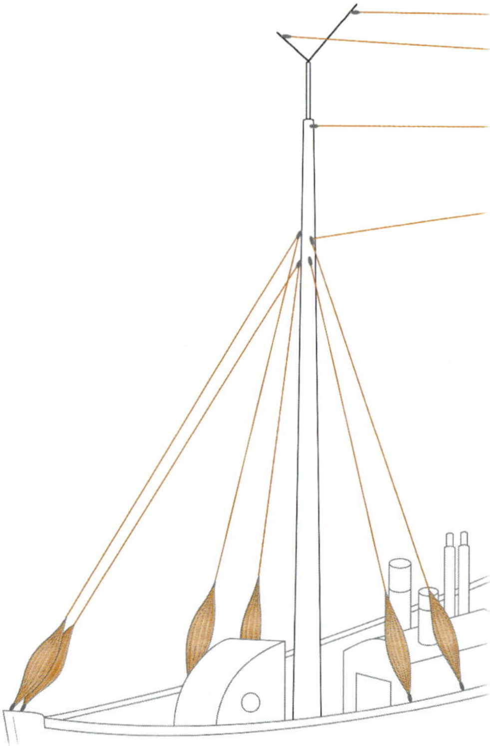

Figure 4.33. Les haubans organiques (chaînes tissulaires) sont actifs. Ils peuvent à chaque instant adapter leur tension de manière à garantir l'équilibre, la résistance et la mobilité du système.

tion du cartilage diminue avec l'augmentation des contraintes intra-articulaires. Lentement mais irrévocablement, cette situation conduit à la dégénérescence cartilagineuse caractérisée par l'usure et la modification de la structure articulaire. Ces phénomènes sont responsables de l'apparition de l'arthrose.

Applications en ostéopathie

Lors de la consultation, le patient oriente très subjectivement l'ostéopathe vers l'endroit où se situe sa souffrance. L'ostéopathe ne pouvant être « manipulé » par son patient, il sera bien davantage intéressé par les causes ayant provoqué cette souffrance. Celles-ci peuvent être très éloignées de l'endroit désigné par le patient. Ce mode de réflexion n'est pas l'apanage de la pensée ostéopathique ; il est au contraire un élément basique en logique formelle. Un exemple qui illustre bien ce propos est celui d'un propriétaire se plaignant, auprès d'un l'architecte expert, de moisissures apparaissant dans un mur plafonné. Il est évident pour chacun de nous que le rôle de l'expert ne consistera pas uniquement à étiqueter la moisissure en lui donnant un nom savant mais à essayer d'en trouver l'origine. Après quelques recherches bien structurées, l'expert pointera probable-

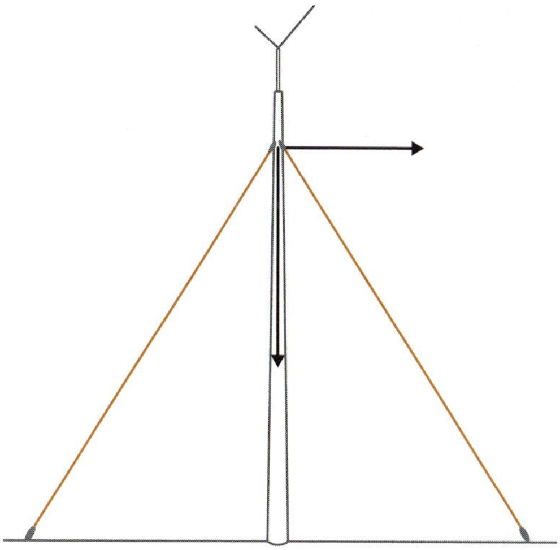

Figure 4.34. Lorsque la tension dans les haubans croît, la force d'impaction du mât sur son socle augmente proportionnellement.

ment une cause très éloignée du symptôme : un défaut d'étanchéité dans la gouttière du toit ou une rupture de canalisation dans les étages supérieurs. Il serait impensable qu'un expert ordonne un renouvellement du plafonnage abîmé sans avoir préalablement déterminé et réparé la cause du trouble.

En revanche, une fois la cause découverte, l'ostéopathe devra se poser une question déterminante : est-il en présence d'une dysfonction primaire ou plutôt d'une dysfonction secondaire ? Deux cas se présentent donc à lui :

- la dysfonction découverte est une dysfonction primaire, responsable des réactions tissulaires ;
- la dysfonction découverte est une dysfonction secondaire, conséquence des réactions tissulaires.

Selon le cas, la philosophie du traitement sera bien différente.

Lorsqu'une réaction tissulaire se prolonge dans le temps, les risques de fibrose augmentent. Celle-ci atteint localement la fibre musculaire elle-même, et lui fait perdre sa qualité d'élasticité et de contractilité. Plus globalement, elle altère les plans de glissement existant entre différents groupes de muscles. L'outil thérapeutique utilisé par l'ostéopathe sera donc adapté au type de dysfonction découverte (primaire ou secondaire) et au tissu concerné (articulaire ou tissulaire).

Nous avons expliqué l'effet destructeur des contraintes s'exerçant sur les tissus articulaires. Il est évident que nous excluons de nos propos toutes les dégénérescences articulaires dont l'origine pathologique est établie. Les phénomènes arthrosiques ne sont qu'une expression locale de l'élévation de contraintes subies par les tissus articulaires (cartilages, ménisques, disques intervertébraux) ou tissulaires (muscles, tendons, fascias, ligaments). La cause de cette élévation de contraintes doit encore être précisée ; résulte-t-elle de la perte d'un amortisseur physiologique (voir chapitre 5), de l'hyperactivité physique du patient ou de la présence intense de réactions tissulaires autocorrectrices ?

Discussion

La question opportune qui se pose à présent est déterminante : si les CTR n'existaient pas, que se passerait-il ?

Bien entendu, un simple maillon de la chaîne (muscle isolé) ne possède pas à lui seul le potentiel suffisant pour corriger la dysfonction articulaire. Dans le mot « potentiel », nous englobons les notions de puissance, de résistance ainsi que d'endurance. Sans la CTR, l'activité correctrice de cet unique maillon se révèlerait rapidement très insuffisante et, malgré l'énergie déployée, la dysfonction articulaire ne serait toujours pas réduite. Voilà un effort inutile incompatible avec la réputation économe de l'organisme ! De plus, à la douleur de la dysfonction articulaire elle-même, s'ajouterait celle du maillon tissulaire « épuisé » par un effort autocorrecteur maximal mais insuffisant.

Si l'existence des CTR était une vue de l'esprit, ces phénomènes symptomatiques décrits (douleurs, usures articulaires et tissulaires, blessures diverses) seraient tellement fréquents et dispersés dans l'organisme que notre qualité de vie en serait tristement affectée.

Fort heureusement, le potentiel autocorrecteur de la chaîne réactionnelle est surmultiplié par rapport à celui du simple maillon. En effet, la capacité totale d'autoguérison de la CTR est probablement bien supérieure à la somme des capacités de chacun des maillons pris séparément.

La loi de Pascal – « un tout représente plus que la somme des parties et connaître chacune des parties n'est pas suffisant pour connaître l'ensemble » – est une réalité physiologique qui nous conforte une fois encore dans l'idée que l'organisme humain est une entité indissociable, douée d'un extraordinaire potentiel de vie s'exprimant ici par sa capacité d'autoguérison (voir chapitre 3).

Résumé

Une DOP génère une réponse tissulaire autocorrectrice. Les forces mises en œuvre par cette réaction tissulaire réduisent la mobilité dans d'autres articulations (dysfonction secondaire) qui, à leur tour, induisent une réponse tissulaire réactionnelle. L'existence d'une CTR n'a certainement pas pour but d'exporter le trouble fonctionnel ni de le répartir dans tout l'organisme. Bien au contraire, la CTR permet une répartition des efforts autocorrecteurs. Il ne s'agit donc pas à proprement parler d'une chaîne lésionnelle, comme on le prétendait antérieurement, mais plutôt d'une chaîne tissulaire réactionnelle dont le but n'est pas d'exporter la dysfonction mais au contraire de mieux la traiter.

Dans l'organisme, plusieurs CTR peuvent cohabiter. Elles ont toutes, à des degrés divers, une relation entre elles : soit elles ont un rôle correcteur de plusieurs dysfonctions primaires ; soit elles jouent le rôle de haubans actifs assurant l'équilibre général, la résistance et la mobilité de l'ensemble de l'organisme. Ce concept des CTR nous permettant de voyager dans un labyrinthe organique à trois dimensions nous aide à mieux comprendre l'importance et le sérieux de notre métier d'ostéopathe. Trouver une DOP grâce aux traces tissulaires qu'elle nous offre est un acte réfléchi puisqu'il conditionne le juste geste thérapeutique. Notre responsabilité est grande !

Capacité d'adaptation de l'organisme

Généralités

Dans le point précédent, nous avons montré comment le potentiel d'autoguérison de l'organisme se manifestait activement de manière à réduire ou guérir un dysfonctionnement articulaire : la CTR. Nous avons brièvement évoqué le mode d'apparition de ce dernier et son évolution dans le temps.

Nous allons maintenant tenter de quantifier cette capacité qu'a l'organisme de s'autoguérir. Ce fameux potentiel autocorrecteur, cher aux ostéopathes comme à tout thérapeute impliqué dans l'art de soigner ou de guérir, est-il illimité ? Quelles sont ses limites et pourquoi ? Que se passe-t-il si ce potentiel est insuffisant ? Les réponses à ces différentes questions ouvrent une perspective nouvelle et prédominante dans la manière d'aborder la pathologie du patient et donc, son traitement.

Imaginons un instant que ce potentiel soit absolu et suffisant pour résoudre toutes les pathologies fonctionnelles connues : physicochimiques, hormonales, immunitaires ou mécaniques. Dans ce cas surréaliste, le rôle du médecin ou de l'ostéopathe serait réduit à néant ! L'organisme serait son propre médecin. Or, nous savons que, régulièrement, l'action dirigée et réfléchie du médecin ou de l'ostéopathe est indispensable. Quand, pourquoi, comment et à quelle fréquence ? Voilà les questions que doit se poser tout médecin ou ostéopathe avant d'exécuter un geste thérapeutique. Pour y parvenir, il doit précisément connaître les limites de ce potentiel d'autoguérison, que nul ne peut plus contester actuellement. Le médecin ou l'ostéopathe se retrouve donc, en réalité, dans la position d'un assistant de santé, capable de comprendre les mécanismes ayant permis à la pathologie d'apparaître et capable d'aider l'organisme dans son effort de guérison.

En d'autres mots, l'ostéopathe ne guérit pas une pathologie mais stimule l'organisme à le faire lui-même. Quelle leçon d'humilité ! Il faut toutefois préciser que cette philosophie n'est possible que pour les pathologies dites « fonctionnelles », c'est-à-dire réversibles. N'entrent pas dans le cadre de cette réflexion toutes les pathologies lésionnelles et non réversibles qui, sans l'intervention médicale « classique », évolueraient rapidement vers une issue très défavorable : brûlures, fractures, hémorragies, thrombus, tumeurs, etc.

Quand, pourquoi, comment et à quelle fréquence ? Ces questions résument bien la philosophie du geste thérapeutique quel qu'il soit et pour lequel nous donnerons, ici, quelques axes de réflexion permettant à chacun de trouver sa réponse.

Histoire traumatique du patient

Ce sont les incidents traumatiques (mot pris dans son sens très général) qui écrivent l'histoire tissulaire du patient. Les dysfonctions primaires (souvent imperceptibles) se succèdent dans le temps. Pour mieux visualiser ce « parcours » tissulaire, reprenons le graphique déjà utilisé précédemment. Grâce à lui, nous avons eu une vue schématique des tensions tissulaires, de leur mode d'apparition et de leur évolution au cours du temps.

Par souci didactique, nous avons illustré l'évolution d'une réaction tissulaire unique, induite par une dysfonction ostéopathique primaire, isolée et ponctuelle. Dans l'exemple de la réaction tissulaire restée muette, nous observons une courbe évoluant sous le seuil de réponse symptomatique (figure 4.35).

Dans cette configuration bien marquée, survient un second traumatisme, une seconde DOP (figure 4.36). Conformément à la procédure habituelle, l'organisme met en œuvre un mécanisme d'autoguérison en activant une augmentation dans les tensions tissulaires périarticulaires.

Clairement, la seconde blessure survient alors que les mécanismes autocorrecteurs de la première dysfonction sont encore bien actifs. Les tensions s'ajoutent aux tensions ! Elles s'additionnent donc et, pour les visualiser schématiquement, nous devons calculer la résultante des tensions tissulaires issues des deux DOP apparues chronologiquement (figure 4.37).

Il est remarquable de constater que chaque dysfonction A ou B, prise isolément, a généré une réaction tissulaire n'ayant pas dépassé le seuil virtuel provoquant la symptomatologie. En revanche, l'apparition de la dysfonction B génère une réaction tissulaire qui vient s'additionner aux tensions tissulaires antérieures générées par la dysfonction A. Dans ce cas, comme le démontre notre graphique (figure 4.37), le seuil de la réponse symptomatique est dépassé et donc, très logiquement, le symptôme se manifeste.

En d'autres termes, parce qu'il y a eu une succession d'événements traumatiques, le potentiel d'autoguérison de l'organisme a été – temporairement dans notre cas – débordé. En réalité, il n'a pas été insuffisant, parce qu'à plus longue échéance, son action continue aurait réussi à ramener notre courbe sous le seuil de la réponse symptomatique. Nous devrions plus justement parler de quantité d'effort à fournir pour atteindre la guérison.

Cette quantité d'effort pourrait être comparée au stock d'eau que possèdent les pompiers lorsqu'ils partent en intervention. Pour circonscrire un très gros incendie, le débit et le nombre de lances seront très importants, le stock d'eau sera vite épuisé mais

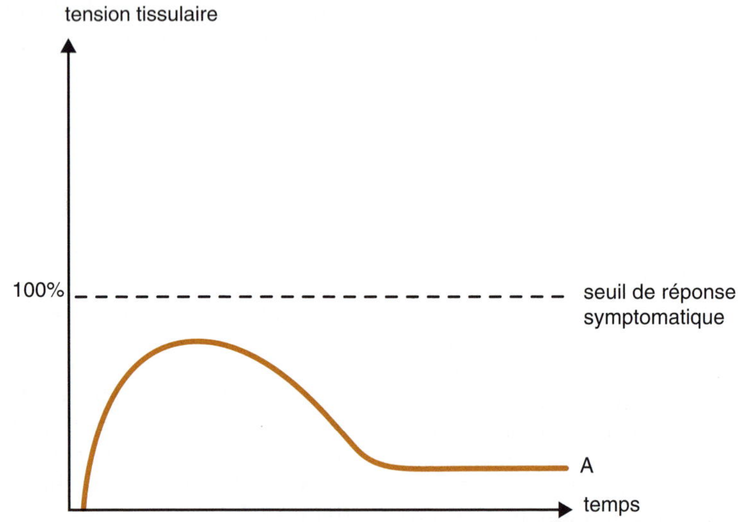

Figure 4.35. Traumatisme A : évolution de la réponse tissulaire au cours du temps.

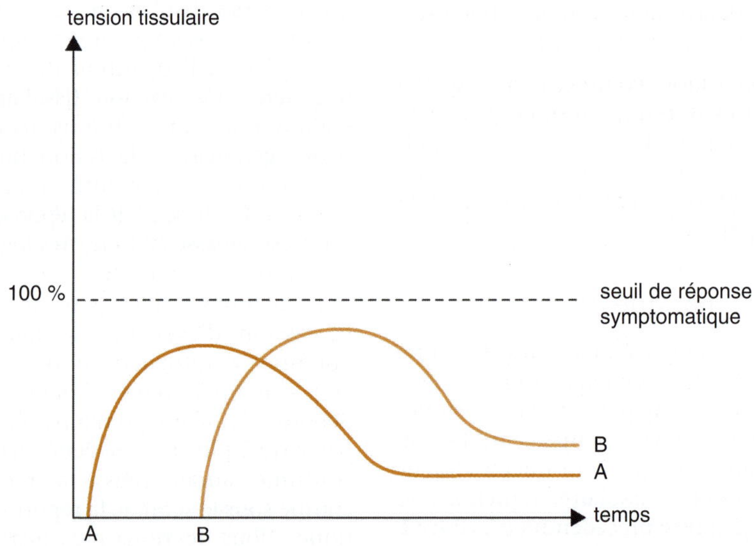

Figure 4.36. Traumatisme B : évolution de la réponse tissulaire au cours du temps.

l'incendie sera circonscrit. Il ne le serait nullement si les pompiers avaient réduit le débit des lances pour économiser l'eau de manière à pouvoir en disposer plus longuement… En revanche, face à un insignifiant petit feu de cheminée, les pompiers opteront délibérément pour une intervention n'utilisant qu'une seule lance, avec un débit réduit. Probablement même que cette intervention n'aura pas été remarquée par le voisinage.

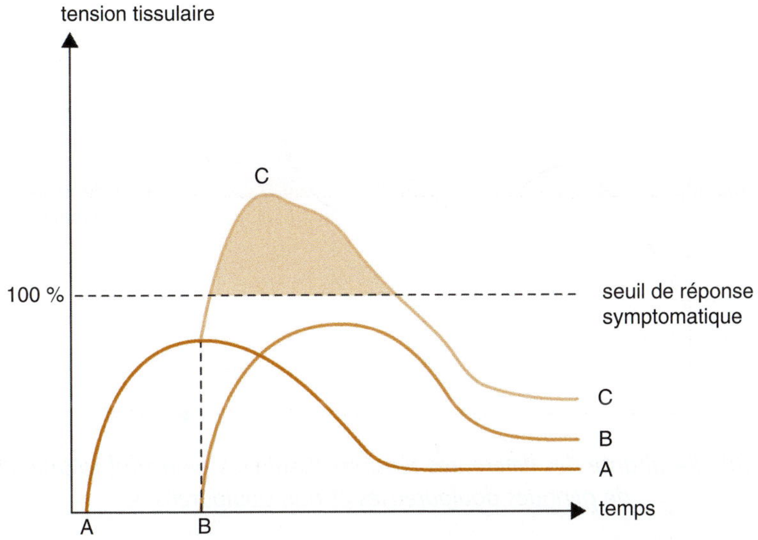

Figure 4.37. Somme des tensions tissulaires. Alors que les courbes A ou B évoluent sous le seuil symptomatique, leur somme le dépasse très nettement (courbe C).

Il en est de même concernant la quantité d'effort que l'organisme doit fournir lorsqu'il est en présence d'une dysfonction ostéopathique :

- important travail tissulaire pour réduire une dysfonction provoquée par un gros traumatisme aigu. Dans cette configuration, il est important que la réaction soit forte, rapide ciblée et puissante ;
- intervention tissulaire réduite, minimaliste mais prolongée dans le temps lorsqu'il s'agit de traiter une dysfonction insignifiante et probablement asymptomatique.

Toutefois, il y a des cas pour lesquels le potentiel d'autoguérison est insuffisant étant donné le nombre important de dysfonctions primaires présentes dans l'organisme. Même en ne tenant compte que des pathologies fonctionnelles et réversibles, la résultante des tensions évoluera essentiellement au-delà du seuil de la réponse symptomatique. Dans ce cas, le rôle du thérapeute sera irremplaçable !

Au cours de la vie, une multitude d'événements traumatiques ou, plus généralement, pathogènes surviennent successivement ou simultanément. Chacun d'eux provoque des réactions tissulaires qui, en se cumulant, dévoilent une résultante originale, signature personnelle et unique de l'histoire tissulaire du patient. La figure 4.38 représente très schématiquement « l'histoire tissulaire » du patient. Celle-ci est personnelle et donc unique, tout comme le sont les empreintes digitales.

L'ostéopathe, bien conscient que le symptôme n'est que la manifestation subjective de l'histoire tissulaire du patient, saura choisir le

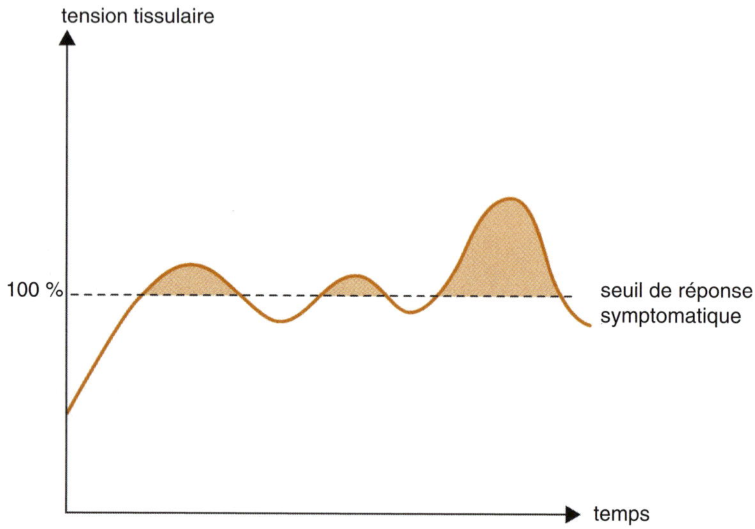

Figure 4.38. Résultante des différentes tensions tissulaires montrant ici une alternance de périodes douloureuses et non douloureuses.

geste thérapeutique adapté qui, même éloigné de la zone symptomatique, permettra d'abaisser le niveau de la résultante des tensions tissulaires (figure 4.39).

Choisir un traitement ostéopathique approprié

Nous avons dit, au début de ce chapitre, que notre action thérapeutique ne s'adressait qu'aux pathologies fonctionnelles et réversibles. Autrement dit, la courbe, sous l'effet des mécanismes autocorrecteurs mis en place par l'organisme, doit toujours avoir (sauf cas rares) une tendance à rejoindre, plus ou moins rapidement, la ligne de base, avec ou sans l'aide du traitement approprié.

Ce traitement ou ces traitements appropriés vont accélérer le processus thérapeutique entamé par l'organisme et donc améliorer très nettement le confort de vie du patient. En outre, chose très importante, un traitement bien conduit permettra d'éviter que ne s'installe une foule de pathologies collatérales des plus invalidantes.

Si, malgré les traitements fonctionnels, la résultante des tensions ou des paramètres évolue irrévocablement en s'éloignant de la ligne de base, il y a de fortes chances que nous ayons affaire à une pathologie lésionnelle dont le traitement sort du cadre de nos compétences. Heureusement, chaque ostéopathe reconnu est compétent pour poser un diagnostic a minima ou d'exclusion permettant d'orienter immédiatement le patient vers le confrère spécialisé sans la moindre prise de risque ni perte de temps.

Origine des tensions tissulaires réactionnelles

Les facteurs mécaniques ne sont pas les seuls à provoquer des tensions tissulaires réactionnelles

Nous avons jusqu'à présent évoqué les tensions tissulaires engendrées par les dysfonctions primaires d'origine mécanique. Nous avons déjà insisté sur le rôle de ces réactions tissulaires et sur leur organisation en CTR. Les CTR dont l'origine est articulaire ou plus

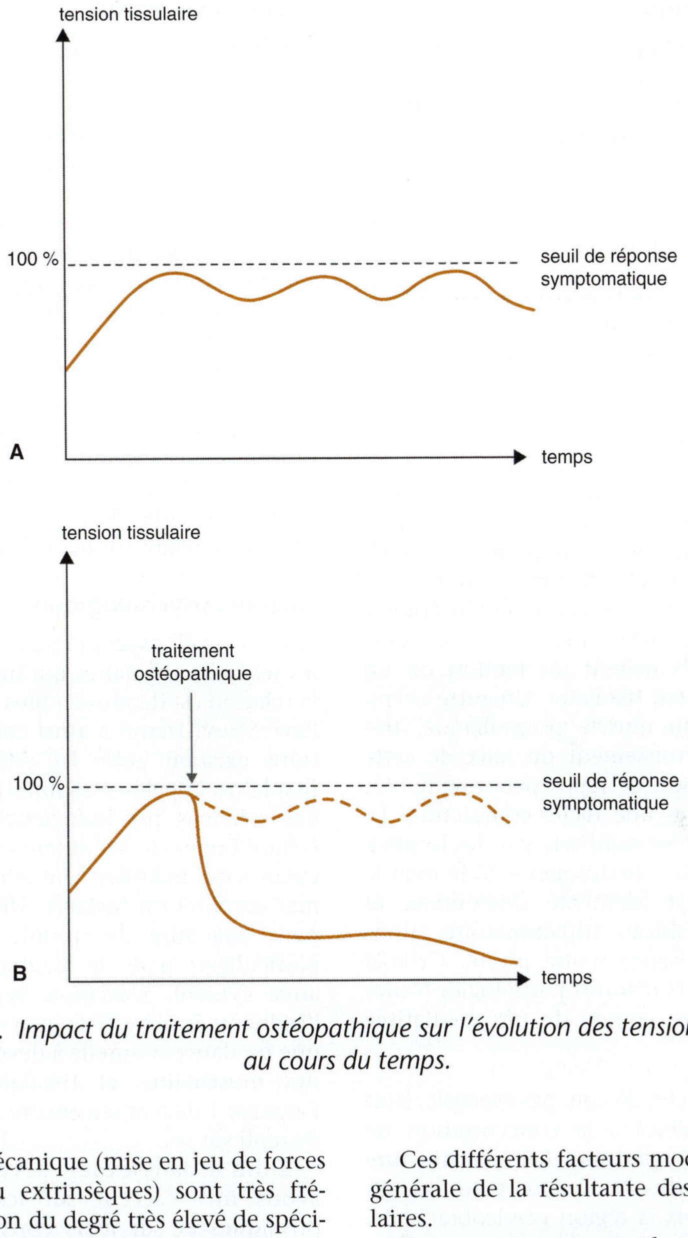

Figure 4.39. Impact du traitement ostéopathique sur l'évolution des tensions tissulaires au cours du temps.

globalement mécanique (mise en jeu de forces intrinsèques ou extrinsèques) sont très fréquentes en raison du degré très élevé de spécification de l'appareil locomoteur humain.

En réalité, bien d'autres éléments sont susceptibles de déclencher une CTR ou, plus simplement, d'augmenter le niveau de tension dans certains tissus de l'organisme.

Ces différents facteurs modifieront l'allure générale de la résultante des tensions tissulaires.

Ils peuvent augmenter la tension tissulaire là où elle était déjà présente et, ainsi, rapprocher la courbe du seuil de la réponse symptomatique en diminuant d'autant le pouvoir d'adaptation de l'organisme.

Facteurs toxiniques

Les éléments toxiques sont définis comme étant extérieurs à l'entité organique qui les « subit » en les inhalant ou en les ingérant. Ils sont minéraux ou organiques.

Les toxines sont élaborées par l'organisme vivant. Parmi elles, on retrouve les résidus de l'activité métabolique.

Généralement, un accroissement de la concentration en toxines dans l'organisme (peu importe sa nature) augmente la tension dans certains tissus.

L'acide urique, par exemple, est une toxine bien connue dans la population en raison des désagréments marqués qu'elle suscite lorsque sa concentration est trop élevée. Sans pour autant faire allusion à la pathologie aboutie qu'est la crise de goutte, la forte concentration de cette toxine perturbe la bonne physiologie musculo-tendino-articulaire. Les cristaux d'urates déposés irritent un tendon ou un plan de glissement tissulaire. Un autre exemple est celui du muscle psoas-iliaque, très sensible à l'accroissement du taux de cette toxine. Sa tension de repos peut augmenter jusqu'à présenter une réelle contracture. Le tableau clinique se manifeste par des lombalgies qualifiées de « toxiniques ». Si le muscle psoas-iliaque est lui-même douloureux et présente un tableau inflammatoire, nous sommes en présence d'une psoïte. Celle-ci peut évoluer vers d'autres pathologies toutes très invalidantes, comme la très médiatisée pubalgie.

D'autres muscles du cou, par exemple, sont également sensibles à la concentration de toxines dans l'organisme. Leur contracture provoque un torticolis ou encore des névralgies tenaces dans la région cervicobrachiale. Le taux de toxines pouvant augmenter après avoir commis des excès alimentaires ou médicamenteux, il n'est pas rare d'observer ce genre de pathologies auprès de patients peu soucieux de leur hygiène de vie.

Facteurs viscéraux

Quelle que soit la cause de la souffrance organique, nous savons à présent que celle-ci occasionne, par voie vasculaire ou neurologique, des troubles tissulaires bien marqués. Entre le viscère et les tissus neurologiquement reliés, des plaintes très subtiles peuvent apparaître. En revanche, il existe des cas bien connus et définis qui sont incontestables ; il s'agit des calculs rénaux responsables des irradiations crurales avec contractures très spécifiques, ou encore de la célèbre colite entraînant une symptomatologie abdominale ou lombaire.

Les exemples illustrant la relation fonctionnelle existant entre le viscère et les autres tissus sont nombreux. La recherche de cette relation occupe une part importante du processus diagnostique ostéopathique.

Facteurs psychologiques

Entre le profil psychologique d'un individu et les tensions tissulaires qui lui sont associées, la relation est de plus en plus évidente. Godelieve Struyf-Denys a ainsi codifié les corrélations existant entre les différents haubans tissulaires appelés « chaînes musculaires » et des schémas psychologiques fonctionnels[3]. L'équilibre entre les différents haubans musculaires qui maintiennent et mobilisent notre mât corporel est instable. Un hauban dominant engendre des profils psychologiques particuliers, mais le contraire paraît tout aussi évident. L'exemple type est celui de l'individu introverti et peu expressif, ayant une tendance naturelle à développer ses chaînes musculaires et tissulaires antérieures, l'amenant davantage encore à cette position de repli sur soi.

Enfin si, dans le cadre de cet ouvrage, nous avons mis l'accent sur les traumatismes physiques et sur leurs conséquences tissu-

3. Godelieve Struyf-Denys, *Les Chaînes musculaires et articulaires*, ICTGDS, 2000.

laires, nous ne pouvons ignorer l'impact très important que peuvent avoir les traumatismes et blessures psychologiques sur la variation marquée des tensions tissulaires en général.

Facteurs émotionnels

Les six émotions de base (la joie et la tristesse, la colère, la peur, la surprise, le dégoût) et leurs infinies combinaisons sont autant d'éléments importants influençant la personnalité ou le maintien de chaque être humain. Les facteurs émotionnels font varier la tension des tissus. Le cas de la colère ou de la peur est marquant puisqu'il l'augmente ; la joie, au contraire, la diminue le plus souvent.

Le stress, tellement cité et accusé de nos jours comme étant la source de tous nos maux, est sans aucun doute un incroyable amplificateur de la symptomatologie. Sans entrer dans les détails – ce n'est pas l'objet de cet ouvrage –, il faut toutefois dissocier différents types de stress. Le plus destructeur est celui que l'individu doit subir et qu'il ne peut éviter. Il existe d'autres formes de stress plus bénéfiques (stress positif), comme celui qui aide à réaliser une œuvre, un travail ou une performance. Remarquons toutefois que le vrai stress n'est pas lié à la finalité de l'événement, mais plutôt à la manière dont il est vécu. Ainsi, une personne témoin d'un saut à l'élastique peut être davantage stressée que le sauteur lui-même.

Dans le cadre de la pratique du sport, la relation existant entre le mental et la qualité des performances est bien connue et exploitée par tout bon entraîneur.

Un bon mental génère ce stress positif qui optimise les ressources physiques. Cette interrelation est d'autant plus réelle que l'enjeu du match ou de la compétition est important.

Estimation de la capacité d'adaptation

La capacité d'adaptation de l'organisme se définit comme étant sa capacité à maintenir la courbe de la résultante des tensions, quelles qu'en soient leurs origines, sous la limite subjective du seuil de la réponse symptomatique. Cette définition est évidemment adaptée au contexte mécaniste qui nous occupe dans le cadre de cet ouvrage. Il est bien entendu que la vie, la santé ou la physiologie ne se résument pas à quelques tensions tissulaires. Bien d'autres paramètres sont contrôlés en permanence, revenant ainsi à la notion d'homéostasie.

La figure 4.40 illustre l'ensemble de ces facteurs influençant le niveau général des tensions tissulaires.

Plus il y a de facteurs influençant le niveau de la résultante, présents en un même instant chez un individu, plus la capacité d'adaptation de son organisme sera réduite.

Cette capacité d'adaptation n'est donc pas infinie ; elle représente un volume donné au-delà duquel la pathologie se manifeste (figure 4.41).

Chaque individu possède une capacité d'adaptation qui lui est propre ; c'est une capacité personnelle. Concrètement, face à un même élément perturbateur, chaque organisme réagira différemment, soit parce que la valeur initiale de sa capacité est plus ou moins importante que celle de son voisin, soit parce que cette capacité est déjà bien entamée, conséquence de son histoire dysfonctionnelle.

Nous avons insisté sur le fait que la résultante des tensions tissulaires est unique et propre à chaque individu ; il s'agit d'une « signature ». Mais le niveau de la résultante des tensions tissulaires à un instant donné n'est pas la seule « signature » : la proportion des composants influençant ce niveau en est une aussi.

Les antécédents émotionnels, le profil psychologique, les incidents traumatiques ou l'hygiène de vie sont autant d'éléments qui personnalisent et individualisent l'effort d'adaptation consenti à un instant donné.

« Seuls les tissus savent... » (Rolin Becker).

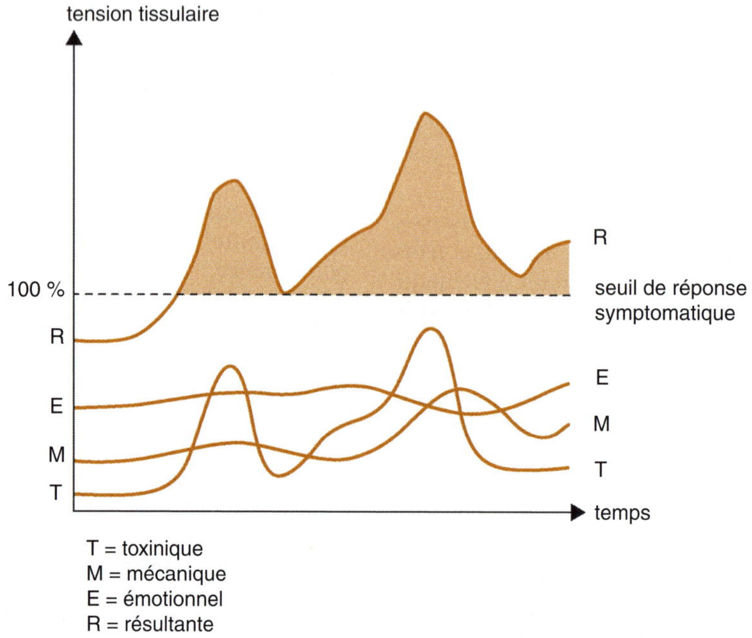

Figure 4.40. Facteurs influençant les tensions tissulaires.

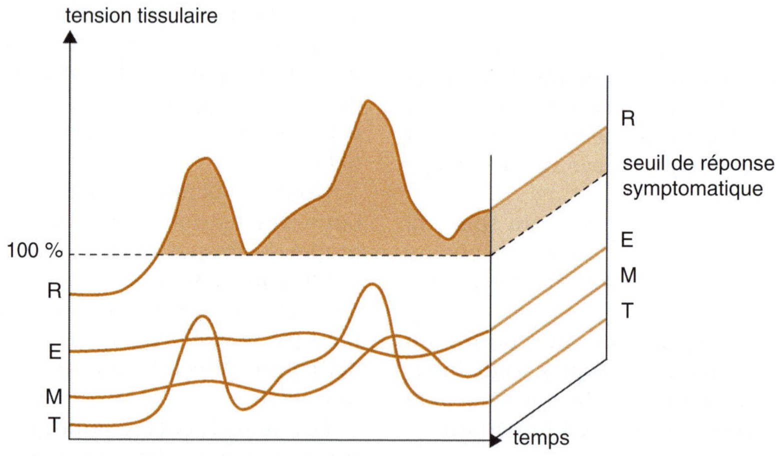

Figure 4.41. Illustration des proportions des différents éléments intervenant dans l'augmentation des tensions tissulaires à un moment précis.

Applications en ostéopathie

Chaque cas est différent

L'organisme vivant et humain est une entité fonctionnelle indivisible. En voulant parler d'une dysfonction articulaire ciblée, nous sommes amenés à parler d'un tout autre endroit de l'organisme. En voulant expliquer un phénomène strictement mécanique, nous devons évoquer un passé psychologique ou émotionnel. Et ce ne sont là que deux exemples parmi bien d'autres !

L'histoire tissulaire d'un organisme définit un vécu qui peut être « lu » ou décodé par l'ostéopathe. En réalité, elle *doit* l'être ! Cette histoire tissulaire est un résumé des événements ayant marqué la vie d'un patient depuis sa conception. Elle est unique.

Pour le thérapeute, les implications pratiques sont évidentes. Il ne s'agit plus de soigner cent fois une sciatalgie de la même manière, ni de vouloir traiter une migraine en appliquant une « recette » apprise ou inventée.

Les mécanismes générateurs de l'apparition d'un symptôme doivent être débusqués et décortiqués lors du diagnostic qui devra être structuré, logique et précis. Le traitement qui en découlera sera celui que le patient mérite : adapté, efficace et durable.

Chaque patient a un vécu traumatique, émotionnel, psychologique qui lui est propre. À cela s'ajoutent une éducation marquante et des conditions de vie très personnelles : stress, habitudes alimentaires, hygiène de vie ou conditions de travail. Ce vécu est le grand responsable des schémas dysfonctionnels ou adaptatifs observés par l'ostéopathe. Voilà pourquoi des symptômes apparemment fort semblables chez plusieurs patients ont en réalité une étiologie bien différente. C'est parce que l'ostéopathie n'est pas une médecine symptomatique que l'histoire tissulaire du patient doit être découverte et comprise. Dans le cas contraire, chaque patient souffrant d'un symptôme identique bénéficierait du même traitement.

Le mensonge de la douleur

Qu'il soit objectif ou subjectif, le symptôme n'est qu'un signe extérieur apparent. Il est le reflet d'une résultante globale ayant conjugué différents mécanismes d'adaptation souvent bien secrets.

Aussi important soit-il, le symptôme n'est qu'un témoin, une alarme signalant un dysfonctionnement restant à localiser. Il se trouve peut-être à l'autre extrémité de l'organisme.

Nous affirmons qu'à quelques exceptions près, tels les traumatismes directs, le symptôme ne se trouve que rarement à l'endroit de la cause. C'est pourquoi la douleur doit être considérée comme un indicateur qui, très utilement, nous guide dans la recherche de son étiologie. Cela est d'autant plus vrai pour les pathologies liées à l'appareil locomoteur.

Une blessure n'est pas inéluctable

Nous avons démontré que la capacité d'adaptation de l'organisme à une blessure quelle qu'elle soit n'était pas infinie. Il existe une limite au-delà de laquelle la pathologie survient. Plus ce potentiel d'adaptation est actif, plus la réserve d'intervention est réduite.

Une fois ce potentiel arrivé à saturation (100 % de son travail effectif), une infime sollicitation mécanique, émotive, psychologique, etc. suffit à déclencher l'apparition du symptôme ou de la pathologie.

Une fois le seuil de la douleur dépassé, l'inflammation s'installe avec son cortège de symptômes invalidants. L'acuité douloureuse sera un élément variable et dépendant de l'intensité de la sollicitation, du type de tissu atteint et de son emplacement.

Les exemples les plus classiques sont :

- celui du déménageur ou du docker, pourtant habitué à manipuler des charges importantes, se retrouvant brutalement bloqué sur place par une douleur aiguë alors qu'il se penchait pour enfiler une chaussette ;

– celui des torticolis provoqués par un insignifiant courant d'air.

Lorsque ce phénomène de saturation de la capacité d'adaptation, ou phénomène de débordement, touche la sphère locomotrice (lors de la pratique du sport notamment), une foule de petites blessures apparaissent : articulaires ou musculaires, tendineuses ou ligamentaires. Et pourtant, la veille, « tout allait si bien ! »

Pour illustrer nos propos, imaginons un instant que le muscle droit antérieur de la cuisse soit l'élément actif principal d'une CTR. La mission de ce muscle étant par exemple d'antérioriser un ilium limité dans cette composante de mouvement, il va augmenter sa tension de repos (se contracter) faiblement mais constamment. Si l'on impose une activité sportive intense à ce muscle en état de pré-tension, la symptomatologie est inévitable et apparaît selon la séquence suivante :

– tendinite du tendon rotulien, par exemple, si l'effort est d'intensité moyenne mais continu ou répété (lors d'un jogging, de la pratique de la gymnastique, etc.) ;
– contracture si l'effort est violent mais limité dans le temps ;
– déchirure (ou claquage) de la fibre musculaire, d'importance variable, avec éventuellement rupture de celle-ci ou du tendon si la capacité de résistance mécanique de ce hauban a été dépassée.

La terminologie caractérisant ces différents types de blessures musculaires, tendineuses ou ligamentaires est très souvent usitée dans le langage sportif mais rarement à bon escient. Ainsi, la confusion entre les termes « tendinite », « contracture », « claquage » ou « élongation » est systématique.

Chaque sportif en a fait la douloureuse expérience : les blessures tissulaires sont très fréquentes. Pour les traiter, l'ostéopathe ne doit pas nécessairement être un grand spécialiste de médecine sportive. Le processus de l'apparition du symptôme doit être découvert, analysé et compris, qu'il s'agisse de blessures « sportives » ou atteignant n'importe quel autre appareil fonctionnel organique.

Dans ces conditions, les blessures ne sont pas inéluctables : elles représentent l'aboutissement tangible d'un processus adaptatif que l'organisme a mis en œuvre et qui se révèle insuffisant.

Prévenir plutôt que guérir

Par définition, une blessure qui n'est pas inéluctable est évitable, voire prévisible. Cette formule lapidaire introduit la plus extraordinaire mission de l'ostéopathie : son rôle préventif. La médecine ostéopathique est d'abord préventive avant d'être curative. Toutefois, cette manière d'aborder « l'être » bien avant l'apparition de la souffrance n'est pas propre à la pensée ostéopathique ; c'est une des rares choses que nous avons en commun avec toutes les écoles de la pensée médicale. Le premier rôle de toute thérapie est de prévenir, le second étant de guérir.

Le niveau de l'effort d'adaptation de l'organisme à un moment défini est un pourcentage de sa capacité d'adaptation totale. Cette quantité de travail déjà fourni pour réduire une blessure tissulaire ou pour s'y adapter peut être évaluée par l'ostéopathe grâce à une batterie de tests spécifiques (voir p. 147). Cette estimation peut, avec l'expérience, nous donner les indications suivantes :

– le niveau d'importance du travail autocorrecteur en cours ;
– l'ancienneté des CTR et, donc, l'estimation du moment de l'événement ayant provoqué la ou les DOP ;
– la réserve de marche de cette capacité d'autoguérison ou d'adaptation par rapport au potentiel total de l'individu.

L'ostéopathe établit un bilan tissulaire complet pour mieux en prévoir l'évolution. C'est une règle générale incontournable dans le cadre d'un traitement étiologique réfléchi.

Grâce à son intervention thérapeutique adaptée, l'ostéopathe facilite le travail autocorrecteur de l'organisme en augmentant sa capacité d'adaptation. En d'autres termes, il vide le vase avant qu'il ne déborde. Cette approche est différente et souvent complémentaire du concept allopathique qui focalise davantage son attention sur le symptôme lui-même ou sur son emplacement en négligeant son mode d'apparition. Concrètement, une tendinopathie sera soignée localement en ignorant les mécanismes ayant permis à ce symptôme souvent très invalidant de s'installer.

La situation théorique idéale est celle où il y a le moins de dysfonctions primaires et donc le moins de CTR en œuvre. C'est à ce moment que le potentiel autocorrecteur de l'organisme est maximal et que sa réserve d'intervention autocorrectrice l'est également – le vase est vide et la réserve existant avant son débordement est importante.

Le sportif, figure emblématique du patient sollicitant généreusement son appareil locomoteur en le soumettant à toutes sortes de contraintes, a intérêt à avoir un potentiel d'intervention maximal pour faire face le plus efficacement possible à l'accident pouvant survenir à n'importe quel moment. Dans le cas contraire, l'accident surviendra sur un état de tensions préexistantes, diminuant d'autant la puissance d'intervention des mécanismes autocorrecteurs. Un athlète A, dont la courbe représentant les tensions tissulaires évolue tout près de la ligne de base, sera moins vite blessé que son voisin, athlète B, chez qui la même courbe évolue près du seuil de la réponse symptomatique (figure 4.42).

Par la nature de son traitement, l'ostéopathe optimise le potentiel d'adaptation de l'organisme de son patient en traitant la cause (les dysfonctions primaires) des tensions tissulaires résiduelles (figure 4.43).

L'ostéopathie étant une médecine préventive par excellence, son rôle économique est déterminant et capable d'influencer favorablement le déficit du budget médicosocial des pays européens. De plus en plus de responsables d'entreprises ou de clubs sportifs l'ont bien compris et font appel aux services avisés d'ostéopathes compétents.

Prophylaxie du traitement

Évaluation du travail autocorrecteur déjà fourni

Un état des lieux est nécessaire avant d'exécuter le moindre acte technique thérapeutique. Cela consiste à poser un diagnostic rigoureux des différentes fonctions de l'organisme : les appareils locomoteur, fonctionnel, organique, métabolique, etc. Nous y reviendrons plus en détail dans le chapitre 6.

Grâce à cette recherche précédant le diagnostic proprement dit, l'ostéopathe se fait une idée réaliste de l'effort d'adaptation déjà fourni par l'organisme. Il possède alors un tableau crédible des valeurs des contraintes internes supportées par le système musculosquelettique et, son travail consistant à trouver la ou les dysfonctions primaires, il s'en trouve grandement facilité.

Rechercher la cause des tensions tissulaires, les trouver et les traiter permet de supprimer radicalement les contraintes intra-articulaires à l'origine des phénomènes dégénératifs (par exemple l'arthrose). Avec le temps, le système musculotendineux se fibrose, perdant une partie de ses qualités intrinsèques de viscoélasticité. Un tel phénomène accroît les fixations articulaires et les contraintes. Ce cercle vicieux caractérisant une très ancienne dysfonction sera rompu par l'application de techniques spécifiques permettant aux tissus de retrouver leurs qualités physiologiques (voir chapitre 6).

Laisser du temps au temps

La dysfonction ostéopathique est un élément perturbateur de l'équilibre général de notre organisme. Pour en réduire à la fois son impact, son cortège de conséquences invalidantes ou pour s'y adapter, l'organisme a besoin de temps ! De la même manière, la correction imposée par le thérapeute est également un élément perturbateur du nouvel équilibre mis en place par les mécanismes d'adaptation. Très logiquement, cet organisme en recherche d'un nouvel équilibre

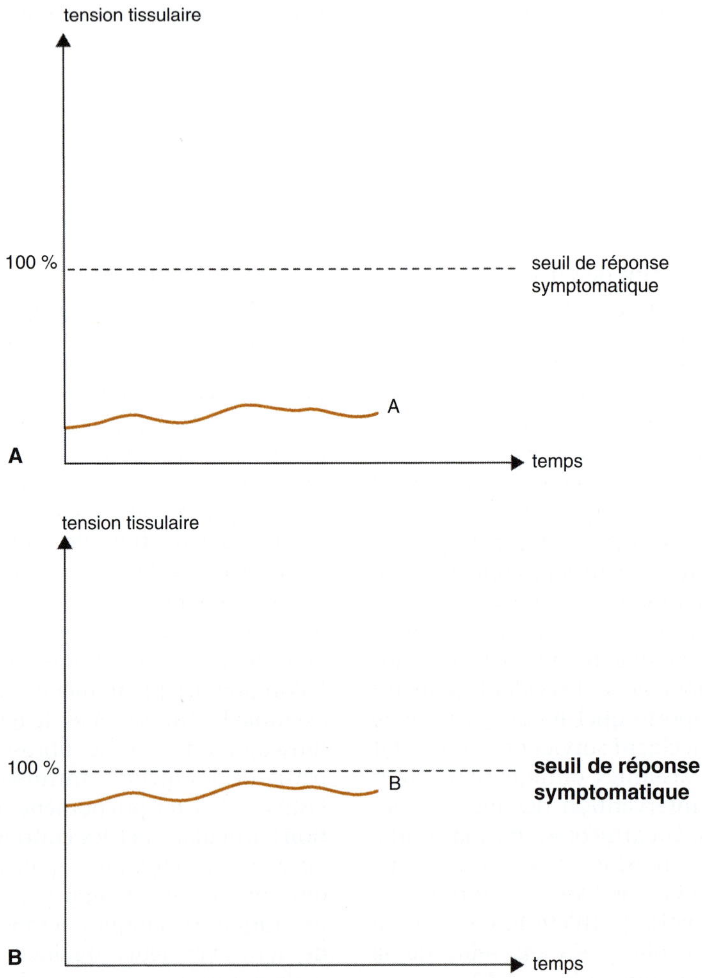

Figure 4.42. Athlète A : la courbe évoluant tout près de la ligne de base démontre une importante réserve du potentiel d'autoguérison. Concernant l'athlète B, la courbe évolue loin de la ligne de base. La réserve est des plus réduites et le risque de pathologie imminent.

aura aussi besoin de temps pour s'adapter au traitement imposé par l'ostéopathe.

Il est d'une importance capitale de laisser à l'organisme le temps d'intégrer, dans son schéma corporel et fonctionnel, les nouvelles données induites par le traitement ostéopathique. Ce temps peut bien évidemment varier en fonction de l'importance de la blessure, de son emplacement, de son ancienneté, de sa cause, de l'âge ou de la morphologie du patient. Il est inutile d'imposer de nouvelles corrections thérapeutiques à l'organisme avant que celui-ci n'ait fini de s'adapter aux corrections précédentes. Quelles que soient

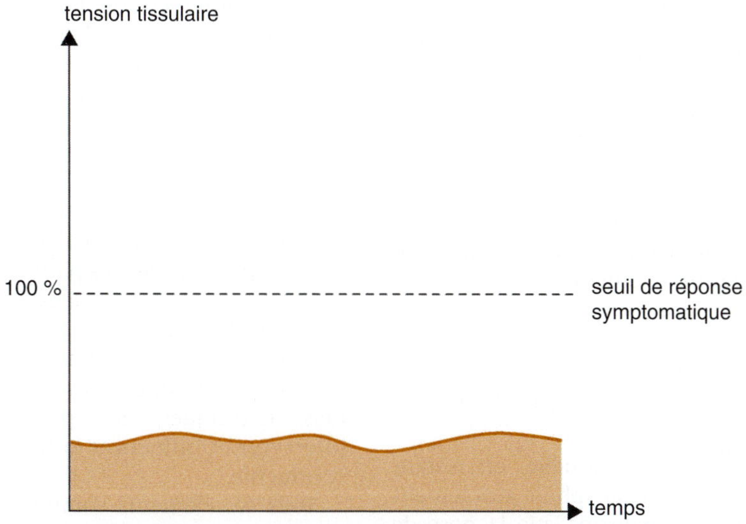

Figure 4.43. Les tensions tissulaires évoluent tout près de la ligne de base, le potentiel d'autoguérison est optimal.

les techniques thérapeutiques utilisées – même si elles vont dans le sens d'une stimulation de l'organisme à puiser dans ses ressources autocorrectrices –, les actes thérapeutiques trop rapprochés ou trop longs sont néfastes.

Choix thérapeutiques à éviter

■ Isoler le symptôme de sa source

Nous avons tenté de démontrer qu'il ne fallait jamais isoler un symptôme de son contexte. Sans pour autant le discréditer, le traitement strictement symptomatique ne résout en rien le tableau pathologique et expose l'organisme à de sérieuses récidives. En revanche et pour être complet, il est évident que plus une pathologie est ancienne, plus les dégâts collatéraux sont importants. Plus le temps passe, plus la structure tissulaire s'altère localement ou à distance. Dans cette configuration, des soins locaux et symptomatiques seront utiles, voire obligatoires. Nombreuses et intéressantes sont les techniques locales de traitement. Elles seront alors appliquées judicieusement à condition qu'elles n'altèrent pas davantage le tissu en souffrance.

■ Le repos : seul traitement ?

Si souvent nécessaire, le repos n'est que très rarement curatif et ne peut en aucun cas suffire comme seul élément thérapeutique. Le prescrire exclusivement se révèle insuffisant. Le moyen le plus rapide pour guérir une pathologie est de traiter sa cause. La nécessaire période de repos n'en sera que diminuée.

Les exemples de pathologies « soignées » par le repos sont nombreux : le mal de dos, les céphalées ou, pour revenir à la sphère sportive, la célèbre pubalgie. Sans autre forme de traitement étiologique, les longues semaines de repos imposées par le médecin ou... par l'invalidité n'endorment finalement que la douleur, qui resurgit dès la reprise de l'activité sportive.

L'abus des contentions

La vie est caractérisée par le mouvement. Par corollaire, toute restriction ou fixation du mouvement est pathogène. Dans les pages précédentes, nous avons succinctement expliqué et démontré les mécanismes physiologiques utilisés par l'organisme, sous le contrôle du système nerveux central, pour améliorer une mobilité articulaire perturbée (qualitativement ou quantitativement).

Lorsque, dans notre jargon, nous utilisons l'expression « dysfonction ostéopathique », nous faisons référence à tout ce qui la caractérise ou la définit, et donc aussi à cette notion de perte de mobilité articulaire.

C'est la raison pour laquelle, en restant bien évidemment dans la sphère strictement fonctionnelle, nous pensons que la pose de contentions ne va pas dans le sens de l'amélioration de la mobilité articulaire. Les contentions n'influencent pas favorablement la guérison des tissus altérés. Il convient de signaler que nous ne parlons pas ici des contentions posées lorsqu'il y a une rupture ligamentaire, une fracture avérée ou un arrachement osseux. Incontestablement, les plâtres, minerves, orthèses et autres types de contentions rigides ou semi-rigides obligent le patient à observer du repos et permettent qu'une situation aiguë s'apaise. En revanche, leur pouvoir thérapeutique est extrêmement limité et nous en déconseillons l'usage parce que nous observons que cette immobilité forcée et non physiologique entretient le cercle vicieux du phénomène dysfonctionnel en occasionnant dans une proportion non négligeable :

- des troubles circulatoires pouvant dégénérer en pathologies lésionnelles (œdème, phlébite, thrombose, etc.) ;
- une neuroalgodystrophie chez les patients sensibles ;
- les troubles de la motricité musculaire (atrophie, adhérences, aberrations proprioceptives, etc.) ;
- une accentuation des fixations articulaires.

Par son intervention, l'ostéopathe améliore la mobilité articulaire, libère les tensions tissulaires et, par conséquent, améliore le drainage local, condition sine qua non de la guérison rapide.

Résumé

La capacité que possède l'organisme de corriger une dysfonction articulaire ou de s'y adapter n'est pas illimitée. La pathologie intervient dès que ce potentiel est dépassé.

En cas de dysfonctions mécaniques, l'organisme se sert des réactions tissulaires comme outil thérapeutique. Mais des états émotionnels, toxiniques, etc. peuvent également intervenir et influencer la tonicité d'un tissu contractile.

Tous ces éléments combinés révèlent une histoire tissulaire unique, propre à chaque individu, propre à chacun de nos patients. Cette histoire tissulaire intéresse de près l'ostéopathe qui devra naviguer dans ce labyrinthe tridimensionnel pour en découvrir les moindres détails utiles au diagnostic et donc aussi au traitement. C'est par ce biais que l'ostéopathe aidera l'organisme à potentialiser sa capacité d'autoguérison.

Conclusion

L'expression « concept ostéopathique » utilisée en titre de chapitre est finalement singulière dans le sens où elle regroupe une pluralité de manifestations d'ordre anatomophysiologique. Sous ce vocable générique, nous avons évoqué :

- la dysfonction ostéopathique (primaire, secondaire et vertébrale) ;
- la réaction tissulaire qui lui est associée ;
- l'organisation de ces réactions tissulaires en chaînes tissulaires réactionnelles qui évoluent au cours du temps avec plus ou moins de puissance mais toujours de façon appropriée ;
- la capacité qu'a l'organisme vivant de gérer ces mécanismes utiles au maintien de la qualité de vie, à sa longévité et à ses fonctions essentielles.

Chapitre 5

Anneau pelvien

Chapitre 5
Anneau pelvien

Il n'y a point d'art mécanique si petit et si méprisable qui ne puisse fournir quelques observations ou considérations remarquables.

Gottfried Wilhelm von Leibniz

Introduction

On peut se demander pourquoi les ostéopathes accordent autant d'importance au bassin (ou anneau pelvien) en général. « Chez un ostéopathe, quelle que soit la plainte du patient, c'est toujours le bassin qui est en cause », semblent penser certains de nos confrères allopathes et probablement aussi quelques-uns de nos patients.

Ces propos, certes exagérés, revêtent malgré tout une part de vérité. L'anneau pelvien est un élément capital dans l'organisation fonctionnelle de tout l'organisme. Bien connaître son architecture permet de mieux connaître ses fonctions, et nous verrons qu'elles sont nombreuses ; il s'agit de bien connaître la physiologie avant de comprendre la pathologie.

Ainsi, la structure du bassin est une merveille d'ingéniosité puisqu'elle semble conçue pour permettre les fonctions suivantes :

- Le bassin supporte les viscères.
- Il est le support de la colonne vertébrale.
- Il est le point d'attache des membres inférieurs.
- Il est le carrefour où se croisent les forces montantes de la réaction du sol et celles descendantes, appelées gravitationnelles.
- Il est un élément important de la résistance, de la mobilité et de l'équilibre du corps entier.
- Il est également le passage obligé des CTR (voir chapitre 4).
- Enfin, c'est dans le bassin que se concentrent différents systèmes d'amortissement des forces en présence.

Nous développerons très sommairement les différents rôles qu'exerce cet anneau pelvien. Il existe aujourd'hui une littérature riche sur chacun des points qui seront évoqués : anatomie, physiologie, biomécanique, diagnostic, thérapeutique, etc. C'est la raison pour laquelle chaque point évoqué dans ce chapitre sera succinct.

Architecture générale du bassin

Le bassin ou pelvis est constitué de trois pièces osseuses logiquement réunies par trois articulations :

- Les pièces osseuses sont les deux os iliaques et le sacrum.
- Les articulations sont les deux sacro-iliaques et la symphyse pubienne.

Fonctionnellement, le coccyx est indissociable de cette entité appelée « anneau pelvien » qui est l'union des trois pièces osseuses. C'est la raison pour laquelle les ostéopathes incluent le coccyx lorsqu'ils évoquent « le bassin » en général.

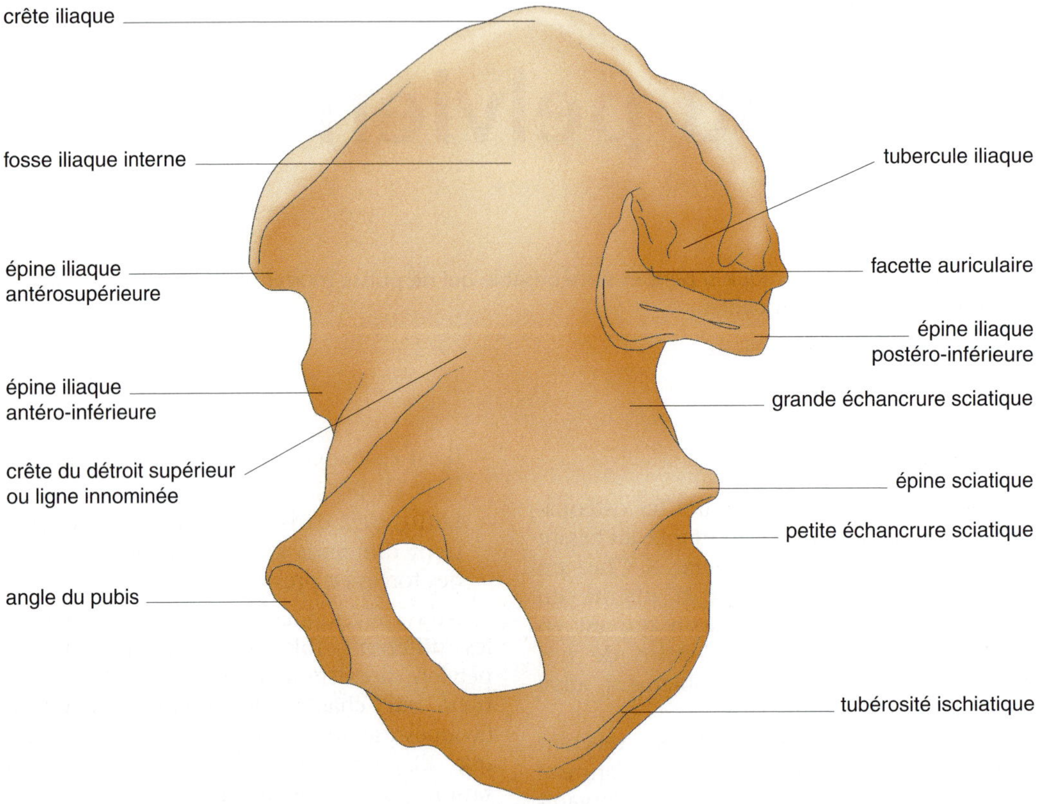

Figure 5.1. Face médiale de l'os iliaque.

Les pièces osseuses en présence

Ilium ou os coxal

Les différentes faces de l'ilium, ou os coxal, sont représentées aux figures 5.1 et 5.2.

Sacrum ou os sacral

Les faces antérieure et postérieure du sacrum sont représentées aux figures 5.3 et 5.4, la figure 5.5 schématisant l'ensemble des pièces osseuses du sacrum. Aux figures 5.6 et 5.7 sont marquées les différences entre les bassins masculin et féminin.

Articulations du pelvis

Articulations sacro-iliaques

Généralités

Structurellement et anatomiquement, les articulations sacro-iliaques possèdent les caractéristiques d'une diarthrose :

- les surfaces articulaires sont recouvertes de cartilage ;
- une capsule articulaire et une synoviale sont présentes.

Fonctionnellement, l'articulation sacro-iliaque est davantage considérée comme une amphiarthrose étant donné sa faible mobi-

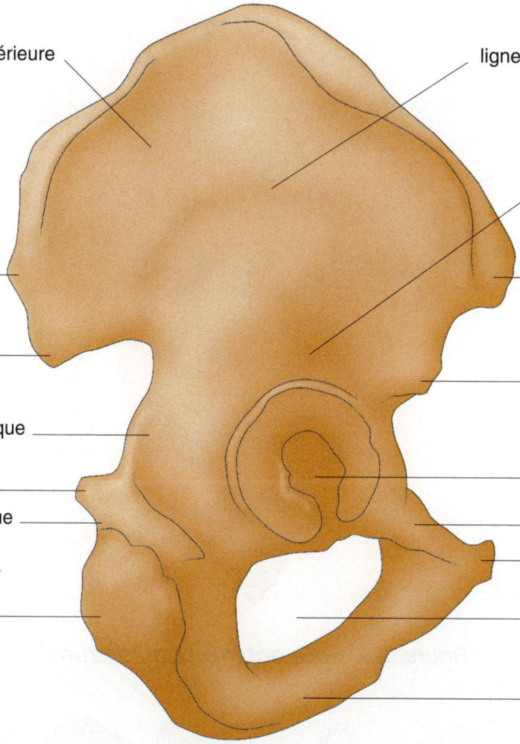

Figure 5.2. Face latérale de l'os iliaque.

lité, estimée à environ 2°. Elle est donc plus précisément qualifiée de diarthro-amphiarthrose. Notons qu'à la naissance, les deux surfaces sont couvertes de cartilage hyalin[1]. À l'âge de la puberté, le cartilage de la surface iliaque convexe se transforme en fibrocartilage qui devient plus rugueux. Cette articulation a tendance à se rigidifier à l'âge adulte ; toutefois, chez la femme, elle reste davantage mobile en raison de l'action de l'ocytocine sur les ligaments. Enfin, il n'est pas rare de découvrir des ponts osseux entre les deux surfaces articulaires chez le vieillard.

1. Le cartilage hyalin doit son nom à son apparence bleuâtre, translucide et vitreuse, le mot grec *hyalos* signifiant pierre transparente. C'est le cartilage le plus commun dans l'organisme.

Description

Les deux pièces de cette articulation atypique s'inscrivent dans une portion de cercle. Elles sont complémentaires dans leurs formes de manière à pouvoir s'emboîter (figure 5.8).

- La surface auriculaire sacrée, composée de cartilage hyalin, est concave et forme une gouttière.
- La surface auriculaire coxale, composée de fibrocartilage, est convexe et rugueuse.

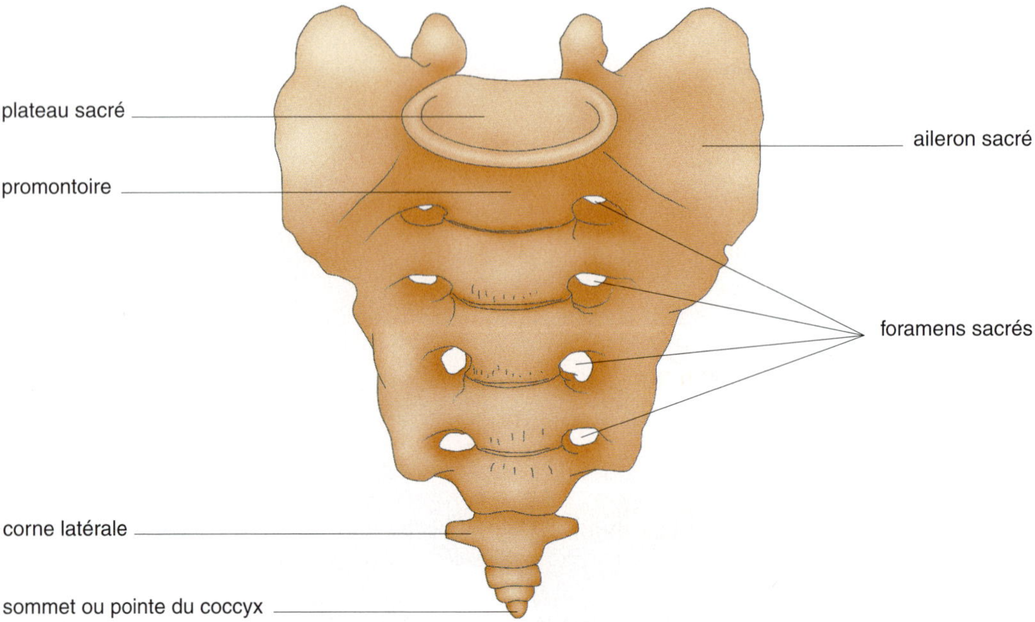

Figure 5.3. Face antérieure du sacrum.

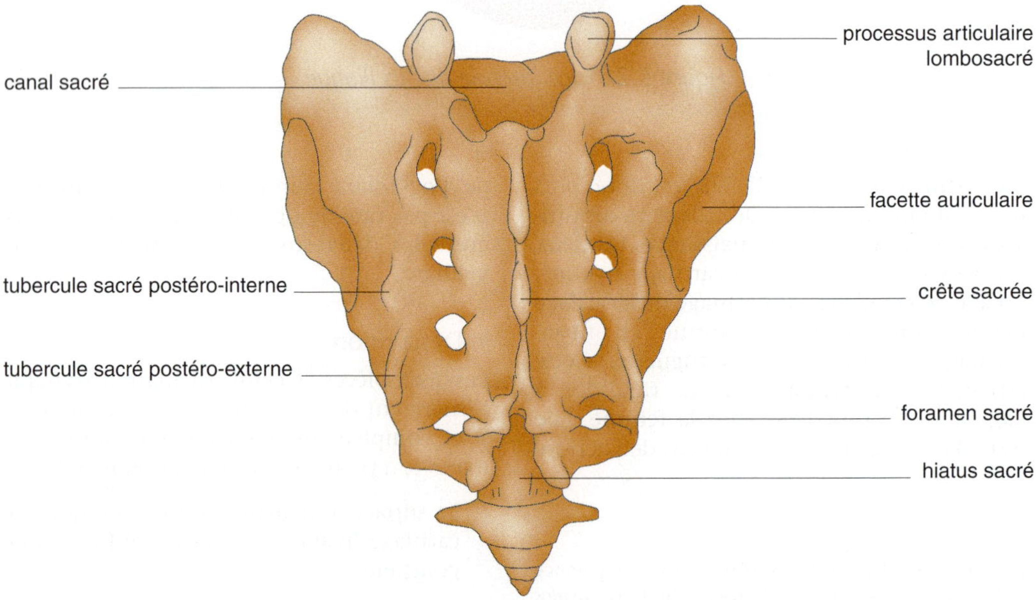

Figure 5.4. Face postérieure du sacrum.

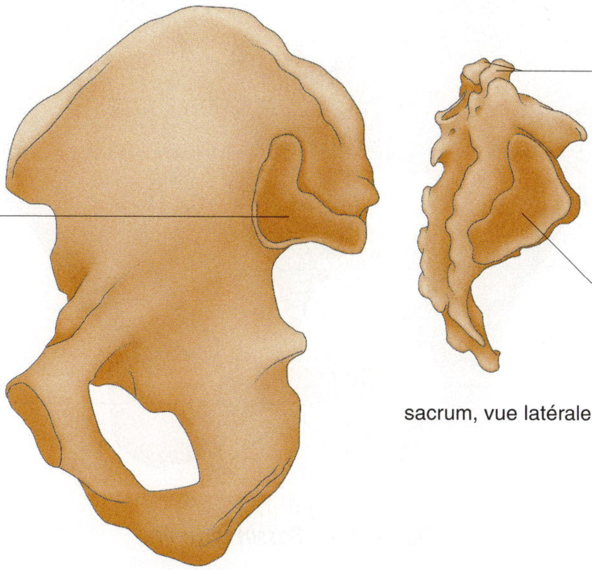

Figure 5.5. Assemblage des pièces osseuses du sacrum.

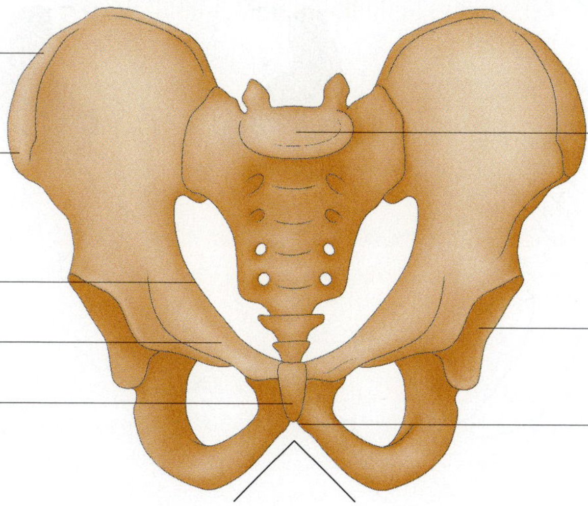

Figure 5.6. Bassin masculin.

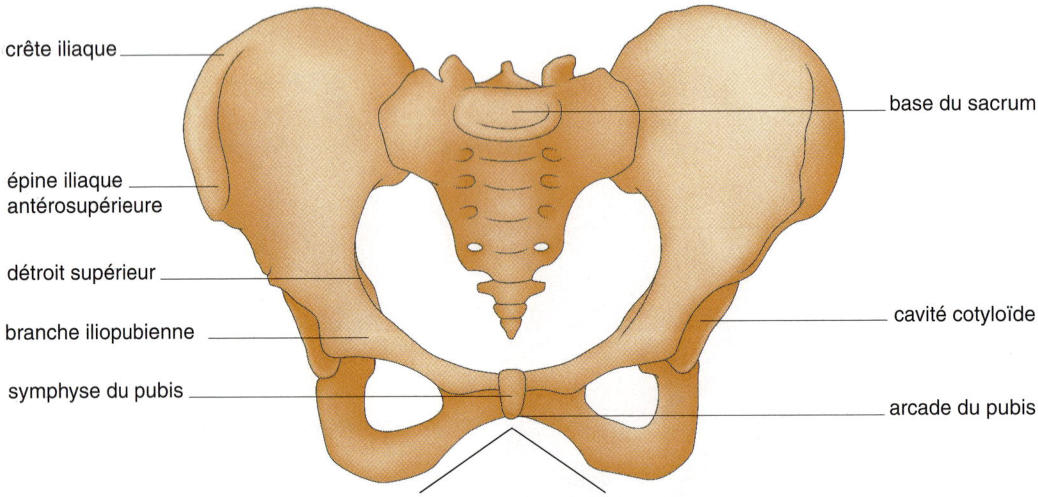

Figure 5.7. Bassin féminin.

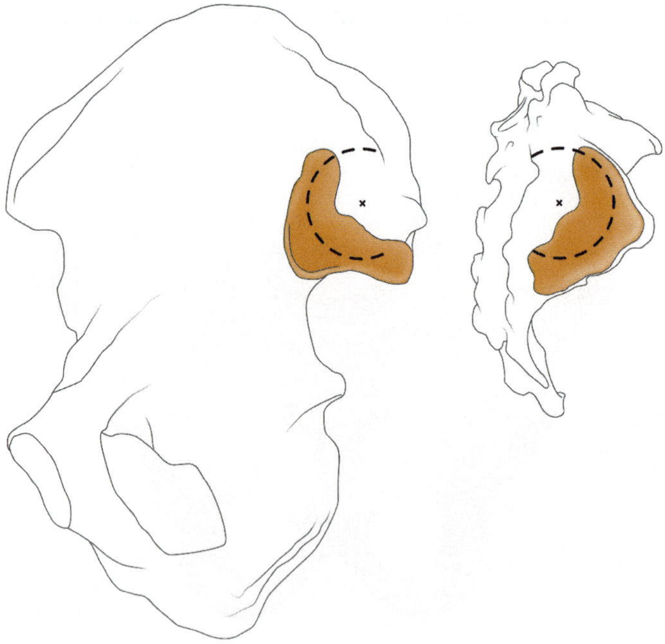

Figure 5.8. Schéma de l'articulation sacro-iliaque (d'après Kapandji).

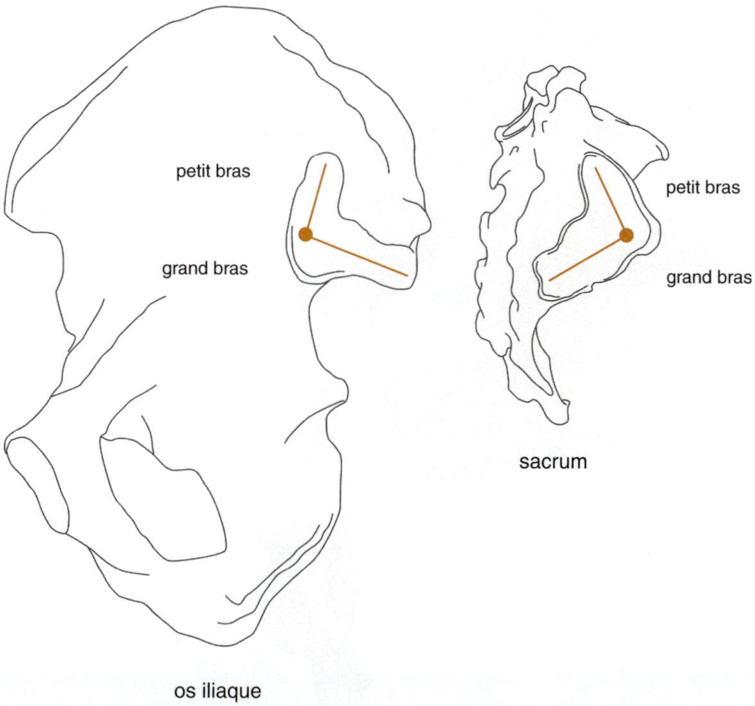

Figure 5.9. Bras supérieur de l'articulation sacro-iliaque, plus petit et plus lisse que l'inférieur, qui est plus long et plus rugueux (d'après Kapandji).

Partant du centre articulaire, il est possible de décomposer l'articulation en deux bras distincts :

- un bras supérieur plus court dont les surfaces sont sans aspérités, permettant davantage de mobilité ;
- un bras inférieur légèrement plus long mais dont les surfaces articulaires sont nettement plus rugueuses, assurant la stabilité de l'ensemble articulaire (figure 5.9).

Au centre articulaire de ces deux bras se trouve le ligament axile qui matérialise un axe important de la mobilité du sacrum (figure 5.10).

Ces deux articulations sont fermement maintenues par un puissant système ligamentaire (figures 5.11 et 5.12).

Les ligaments iliolombaires, iliosacrés et la capsule sacro-iliaque ne forment en réalité qu'un seul tissu indissociable, une espèce de nappe ligamentaire extrêmement puissante, puisque sa résistance à l'arrachement dépasse celle de l'os lui-même.

Remarques

Comme pour d'autres articulations dites « porteuses » (les articulations de la hanche, du genou ou de la cheville), nous constatons que la structure des articulations sacro-iliaques est conçue de manière à pouvoir assurer simultanément deux fonctions essentielles : la mobilité et la résistance.

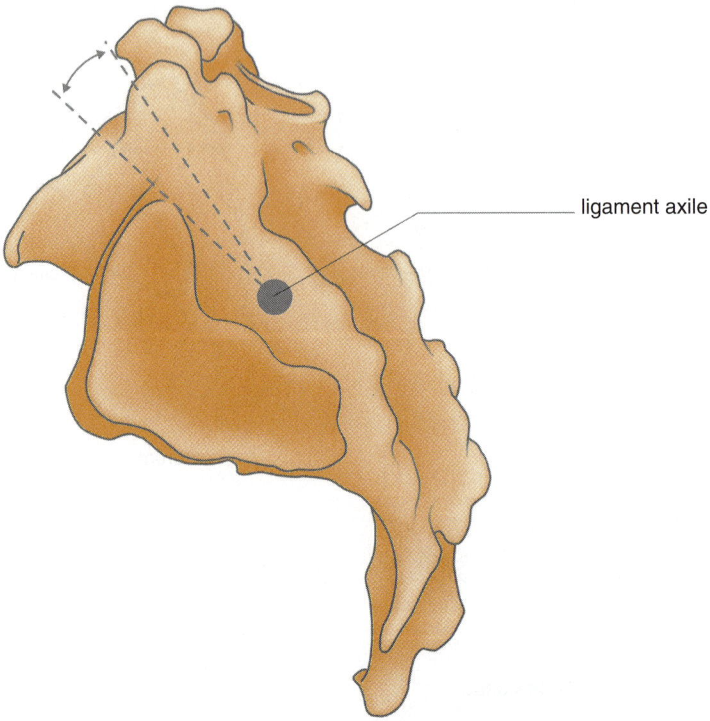

Figure 5.10. Insertion du ligament axile (d'après Kapandji citant Farabeuf).

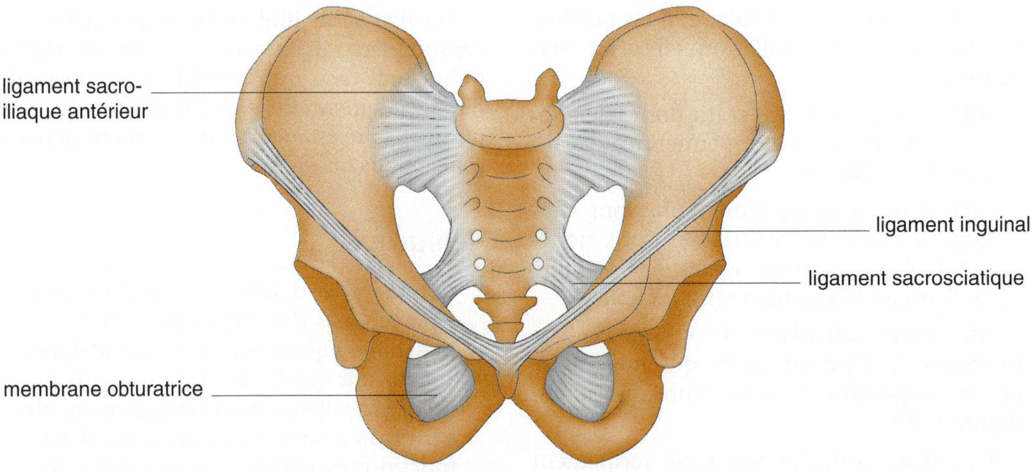

Figure 5.11. Ligaments antérieurs du bassin.

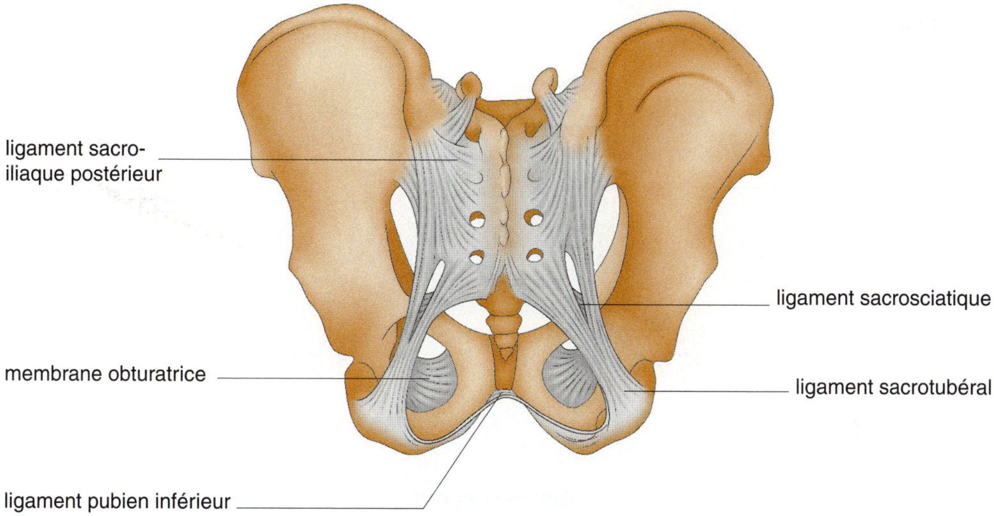

Figure 5.12. Ligaments postérieurs du bassin.

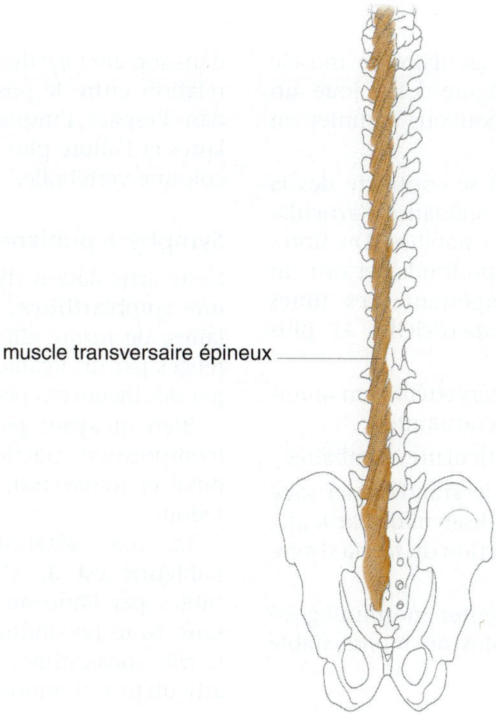

Figure 5.13. Le sacrum est « suspendu » au muscle transversaire-épineux (multifidis).

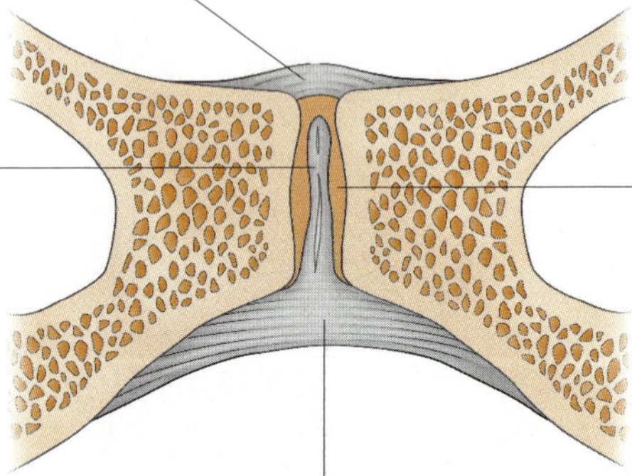

Figure 5.14. Symphyse pubienne.

D'un point de vue musculaire, le muscle transversaire épineux (figure 5.13) joue un rôle majeur que nous pouvons résumer en trois points :

- pendant la marche, il se contracte dès la prise d'appui au sol, solidarise l'articulation sacro-iliaque et la stabilise. Les fibres courtes sont les plus profondes et ont un rôle proprioceptif important. Les fibres plus longues sont superficielles et plus puissantes ;
- il protège le disque intervertébral en amortissant une partie des contraintes ;
- il aligne les facettes articulaires lombaires.

Ajoutons que le muscle grand fessier joue également ce rôle de stabilisateur de l'articulation sacro-iliaque par traction du fascia thoracolombaire.

Enfin, il existe différentes morphologies[2] du sacrum le rendant plus ou moins stable dans son ancrage iliaque. Kapandji établit une relation entre le positionnement du sacrum dans l'espace, l'implantation des reliefs articulaires et l'allure plus ou moins marquée de la colonne vertébrale.

Symphyse pubienne

Cette articulation (figure 5.14), atypique, est une amphiarthrose, les deux surfaces articulaires, de forme elliptique, étant fermement reliées par un ligament interosseux ainsi que par des ligaments périphériques (figure 5.15).

Bien qu'ayant plusieurs degrés de liberté (compression, traction, cisaillement longitudinal et transversal, torsion), sa mobilité est réduite.

Le rôle déterminant de l'articulation pubienne est de s'adapter aux contraintes subies par l'anneau pelvien en les amortissant. Nous reviendrons en fin de chapitre sur le rôle sous-estimé, voire méconnu, de cette articulation si importante à plus d'un titre.

La coupe au niveau du bassin (figure 5.16) laisse apparaître un anneau appelé ceinture pelvienne (figure 5.17), dont les propriétés

2. H. Fryette, *Principes des techniques ostéopathiques*, SBO-RTM, 1983.

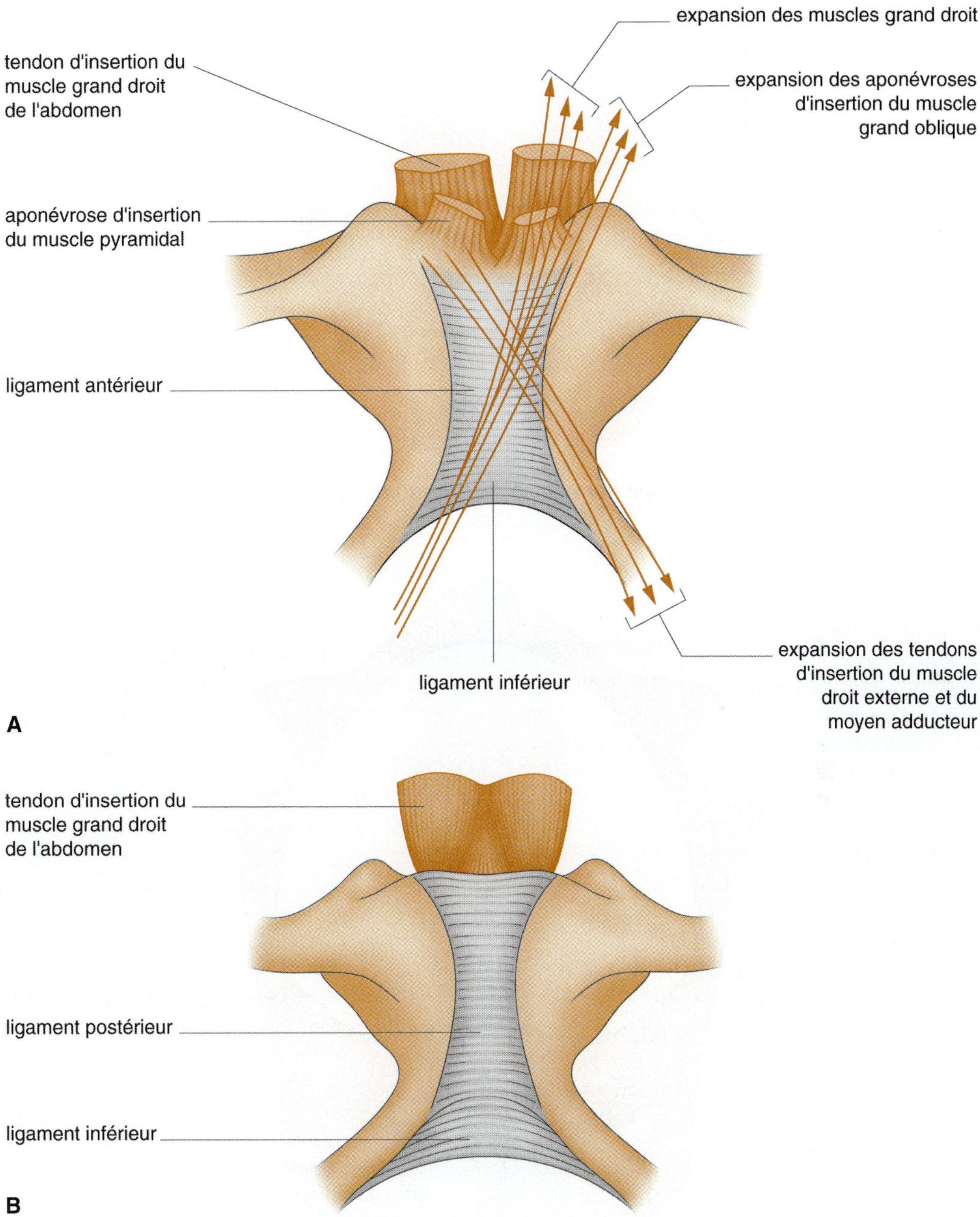

Figure 5.15. Symphyse pubienne : ligaments interosseux et périphériques. A : Vue antérieure. B : Vue postérieure.

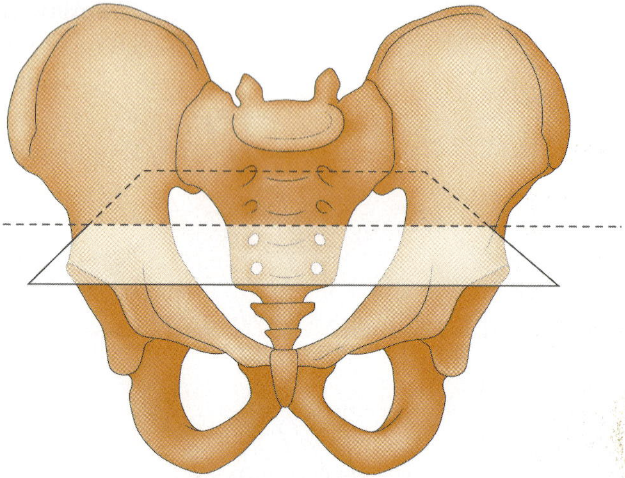

Figure 5.16. Coupe horizontale au niveau de la 2e vertèbre sacrée.

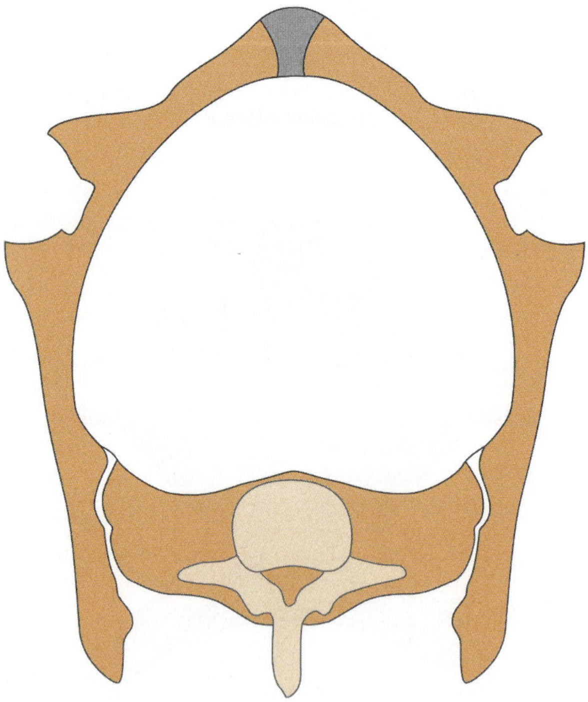

Figure 5.17. Anneau pelvien.

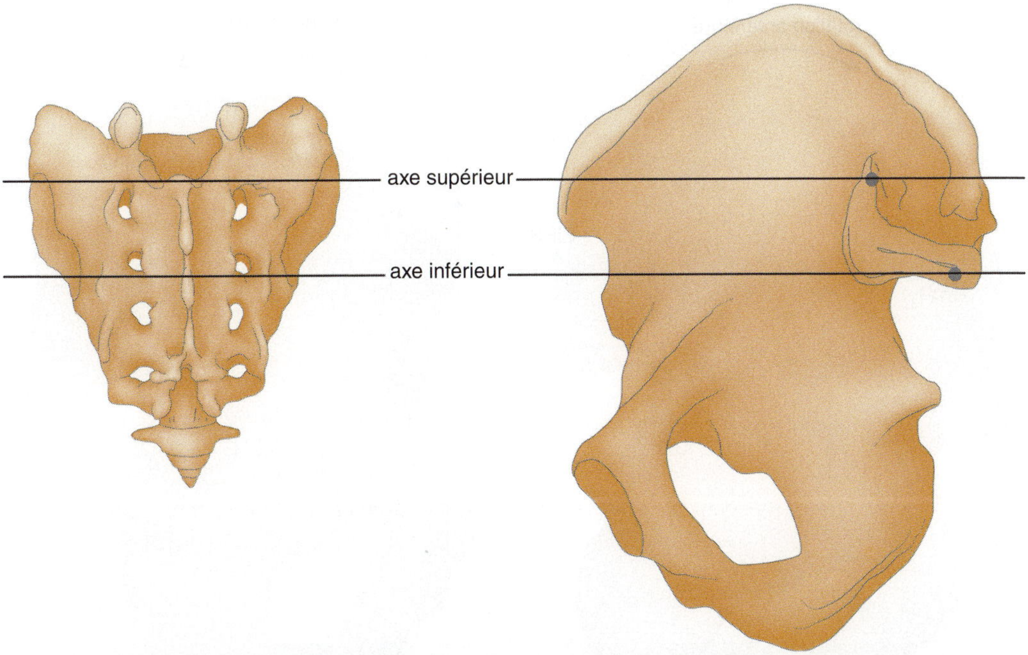

Figure 5.18. Axes de la mobilité des iliums.

mécaniques sont parmi les plus importantes ; nous y reviendrons aussi en fin de chapitre.

Physiologie articulaire du bassin

Introduction

La physiologie articulaire du bassin est organisée autour de plusieurs axes de mouvements décrits par Fred Mitchell que nous avons eu la chance de compter parmi nos professeurs.

Pour comprendre la mécanique articulaire du bassin et sa pathologie, il faut avant tout connaître sa physiologie articulaire. C'est la raison pour laquelle nous en rappellerons les grands principes dans les pages qui suivent.

Axes de mobilité de l'ilium

Axes de mouvements

Il est intéressant de comprendre et de bien visualiser les axes de la mobilité des ailes iliaques. Ils sont classiquement décrits au nombre de deux (figure 5.18).

- L'axe transversal supérieur, décrit comme étant l'axe respiratoire de l'ilium par Sutherland, passe par les deux épines iliaques postérosupérieures (EIPS).
- L'axe transversal inférieur ou axe iliosacré se projette au niveau des épines iliaques postéro-inférieures, elles-mêmes se situant au niveau de la 3e vertèbre sacrée. Il s'agit, dans ce cas, d'un axe mécanique autour duquel se mobilisent les ailes iliaques lors de la marche. C'est donc logiquement autour de ce même axe que se retrouveront les dysfonctions ostéopathiques (DOP ou DOS) antérieures ou postérieures de l'iliaque (contre-nutation et nutation iliaque).

Mouvements iliosacrés

Les mouvements iliosacrés, au nombre de deux, se font autour de l'axe transversaire inférieur, encore appelé axe iliosacré.

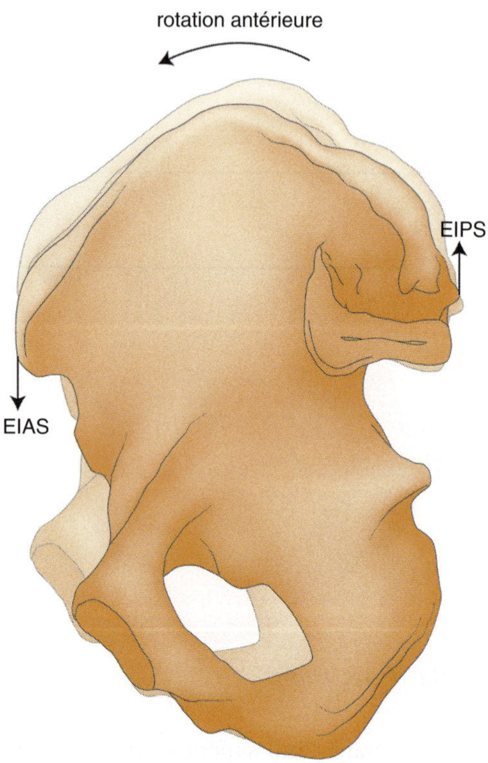

Figure 5.19. Mouvement de rotation antérieure de l'ilium.

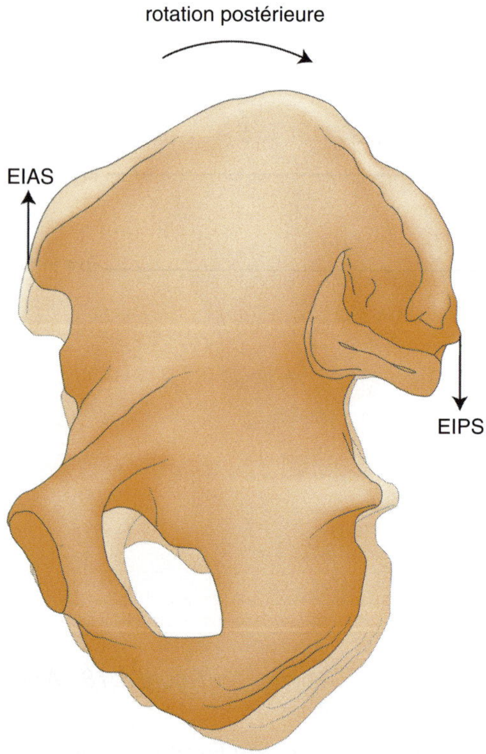

Figure 5.20. Mouvement de rotation postérieure de l'ilium.

Mouvement de rotation antérieure

Le mouvement de rotation antérieure de l'ilium (figure 5.19) autour de son axe entraîne :

- antérieurement :
  - un abaissement marqué de l'épine iliaque antérosupérieure (EIAS) ;
  - un abaissement marqué de la symphyse pubienne ;
  - un abaissement de la cavité cotyloïde et du membre inférieur correspondant.
- postérieurement : une élévation de l'EIPS.

Mouvement de rotation postérieure

Le mouvement de rotation postérieure de l'ilium (figure 5.20) autour de son axe entraîne :

- antérieurement :
  - une élévation marquée de l'EIAS ;
  - une élévation marquée de la symphyse pubienne ;
  - une élévation de la cavité cotyloïde et du membre inférieur correspondant.
- postérieurement : un abaissement de l'EIPS.

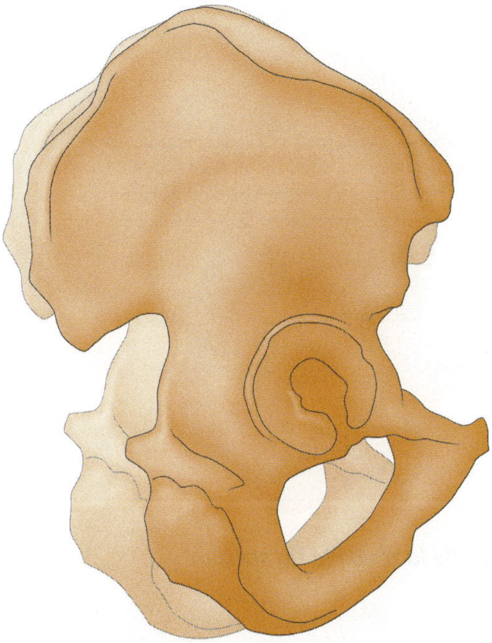

Figure 5.21. Mouvement de contre-nutation iliaque.

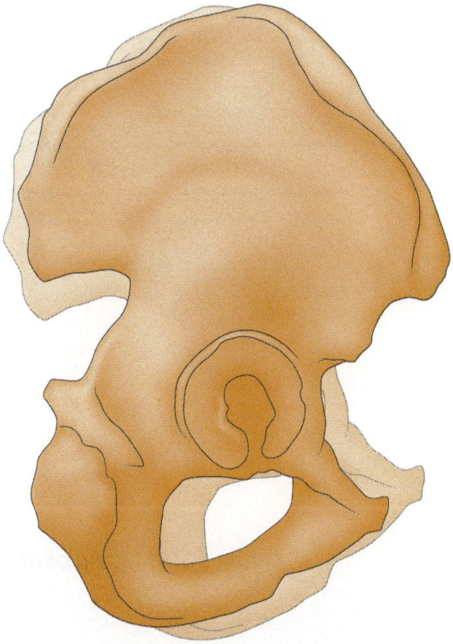

Figure 5.22. Mouvement de nutation iliaque.

C'est donc ce mouvement de nutation et de contre-nutation iliaque qui influence la longueur du membre inférieur.

La contre-nutation abaisse la cavité cotyloïde – allongement de la jambe (figure 5.21).

La nutation élève la cavité cotyloïde – raccourcissement de la jambe (figure 5.22).

Au point de vue du diagnostic, la mesure de la longueur de la jambe nous renseigne sur l'articulation iliosacrée.

Axes de mobilité du sacrum

Axes mécaniques

Les axes de la mobilité du sacrum sont au nombre de trois : les axes transversaux supérieur, moyen et inférieur (figure 5.23). Ils unissent les pôles supérieur et inférieur des facettes auriculaires coxales et iliaques. Un axe, le transversal moyen, passe par les intersections des grandes et petites ailes des articulations sacro-iliaques.

Ils sont appelés « mécaniques » parce qu'ils peuvent être matérialisés par un élément anatomique défini (ligament, muscle, etc.).

Axe transversal supérieur

Cet axe traverse les pôles supérieurs des facettes auriculaires coxales et iliaques. Appelé également l'axe « respiratoire de Sutherland », il est matérialisé par l'insertion de la duremère sur le sacrum (figure 5.24) et serait concerné lors des mouvements « flottants » de flexion et d'extension ressentis par les praticiens (mouvements rythmés d'origine craniosacrée).

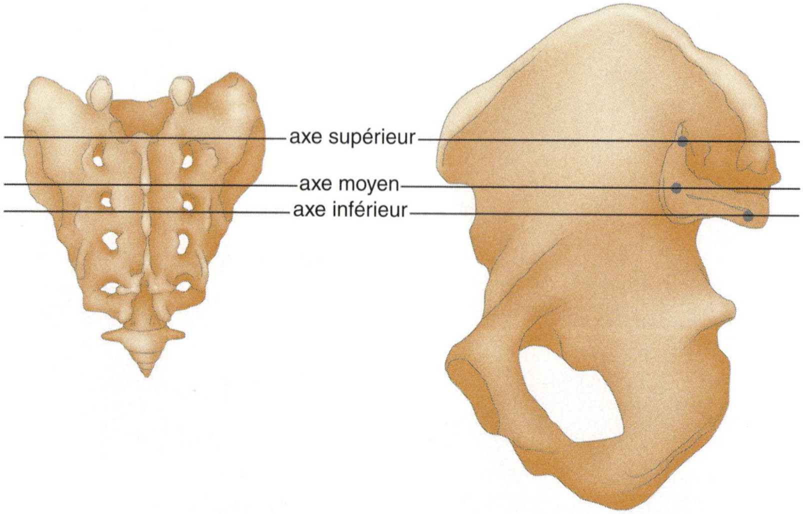

Figure 5.23. Vue globale des axes de la mobilité du sacrum.

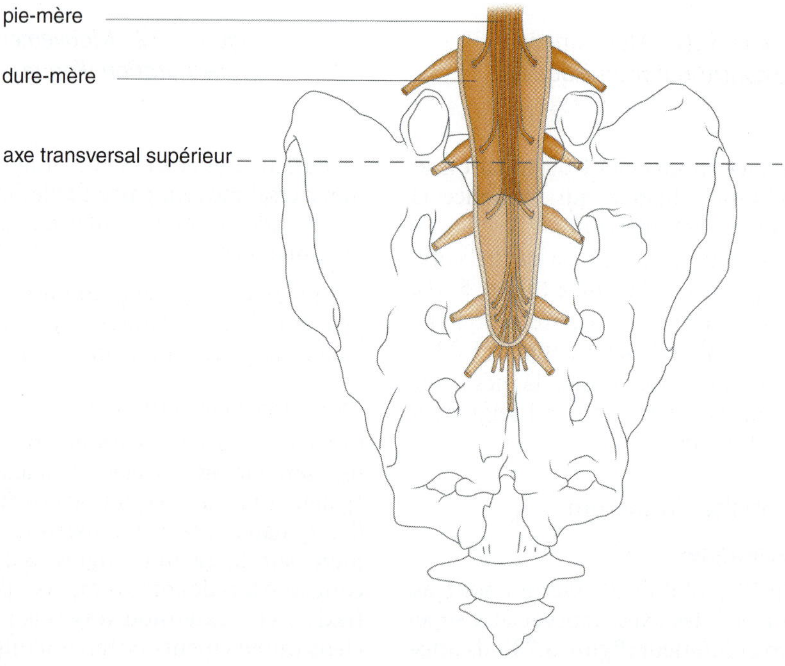

Figure 5.24. Zones d'insertions de la dure-mère.

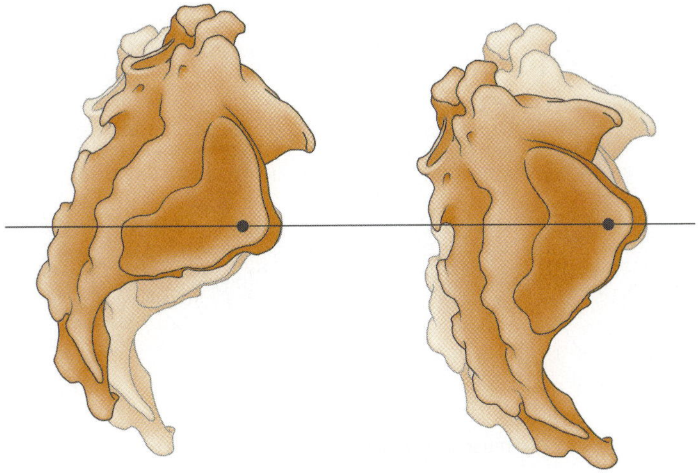

Figure 5.25. Axe de rotation du sacrum.

Axe transversal moyen ou axe sacro-iliaque

L'axe transversal moyen, matérialisé par le ligament axile situé à l'intersection du petit et du grand bras de la facette auriculaire, est un axe mécanique. C'est autour de lui en effet que se produisent les mouvements de flexion sacrée (nutation sacrée) et d'extension (contre-nutation) du sacrum entre les ailes iliaques (figure 5.25).

Axe transversal inférieur

L'axe transversal inférieur passe par les pôles inférieurs des facettes auriculaires sacrales et iliaques, à l'extrémité du grand bras. Passant au niveau de la 3e vertèbre sacrée, il se confond avec l'axe transversal inférieur de l'ilium (axe iliosacré). Cet axe, d'une importance fonctionnelle capitale lors de la marche, est matérialisé par le muscle pyramidal. Il permet les mouvements antérieur (contre-nutation iliaque) et postérieur (nutation iliaque) de l'os iliaque (figure 5.26).

Remarque

Dysfonctions iliosacrée et sacro-iliaque

Le mouvement de nutation du sacrum ne se produit pas autour du même axe que le mouvement de nutation iliaque (figure 5.27). Par conséquent, les dysfonctions iliosacrée et sacro-iliaque sont bien distinctes et ne peuvent être confondues.

- **Dans la dysfonction iliosacrée, c'est l'ilium qui est dysfonctionnel par rapport au sacrum (conséquence des forces montantes de réaction du sol et transmises par le membre inférieur).**
- **Dans la dysfonction sacro-iliaque, c'est le sacrum qui est dysfonctionnel par rapport à l'iliaque (conséquences des forces descendantes gravitationnelles et transmise par la colonne vertébrale).**

  Ces deux axes séparés, autour desquels se produisent deux mouvements de rotation distincts sous l'effet de forces

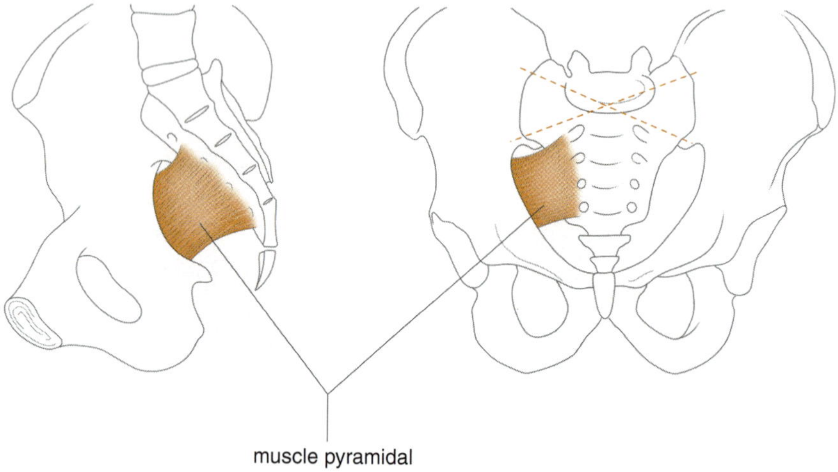

Figure 5.26. Insertion proximale du muscle pyramidal (piriformis).

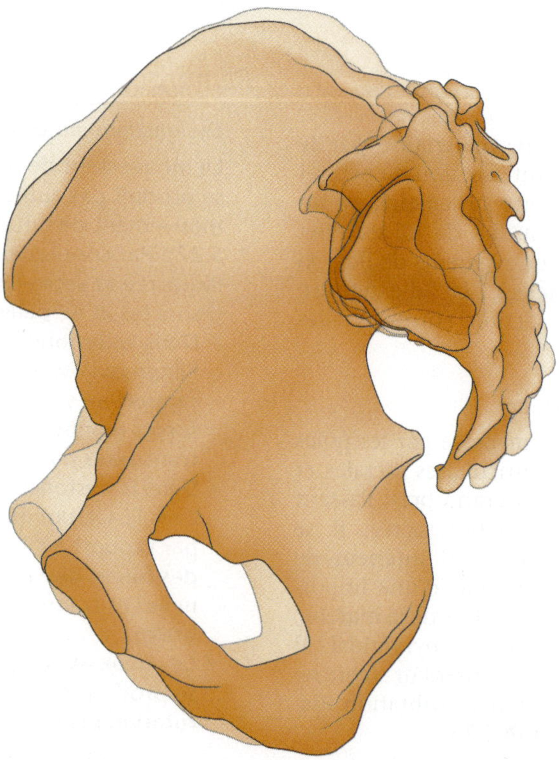

Figure 5.27. L'axe de nutation du sacrum n'est pas le même que celui de la nutation iliaque.

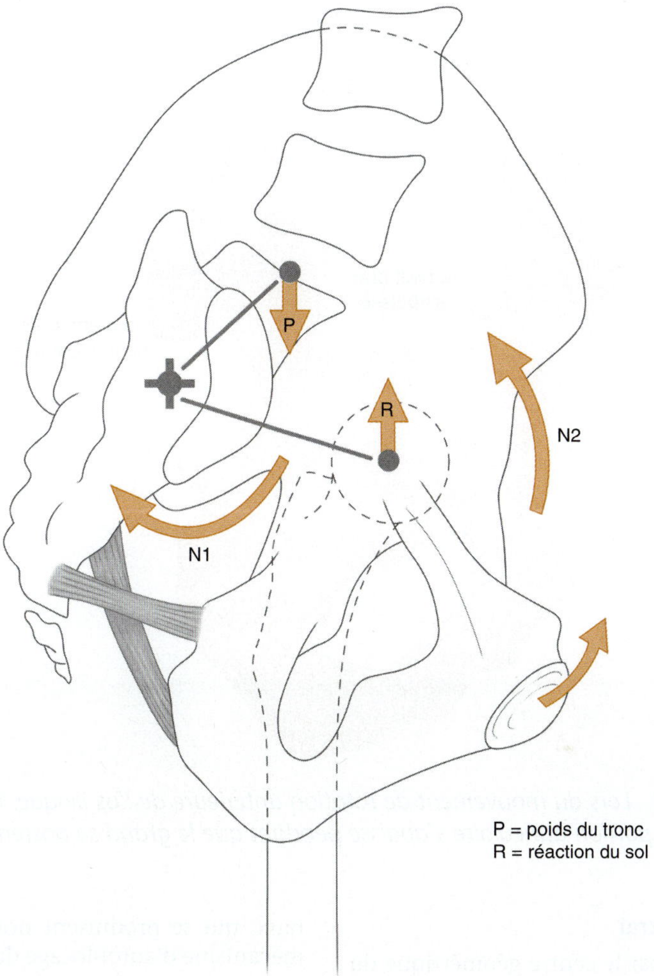

Figure 5.28. Les forces gravitationnelles et celles de réaction du sol provoquent un couple de forces qui engendre un mouvement de rotation intra-articulaire.

différentes ayant la même direction mais étant de sens contraire (les forces gravitationnelles et celles de réaction du sol), provoquent un couple de forces intra-articulaires (figure 5.28). Mécaniquement, pour que la parfaite réalisation de ces mouvements distincts soit possible, de petits mouvements de glissement se produisent au niveau des bras auriculaires coxal et sacré. Lors du mouvement de rotation antérieure de l'ilium (contre-nutation iliaque – le sacrum est ici considéré comme point fixe), le petit bras s'abaisse pendant que le grand recule (figure 5.29). Lors du mouvement de nutation iliaque, c'est l'inverse qui se produit.

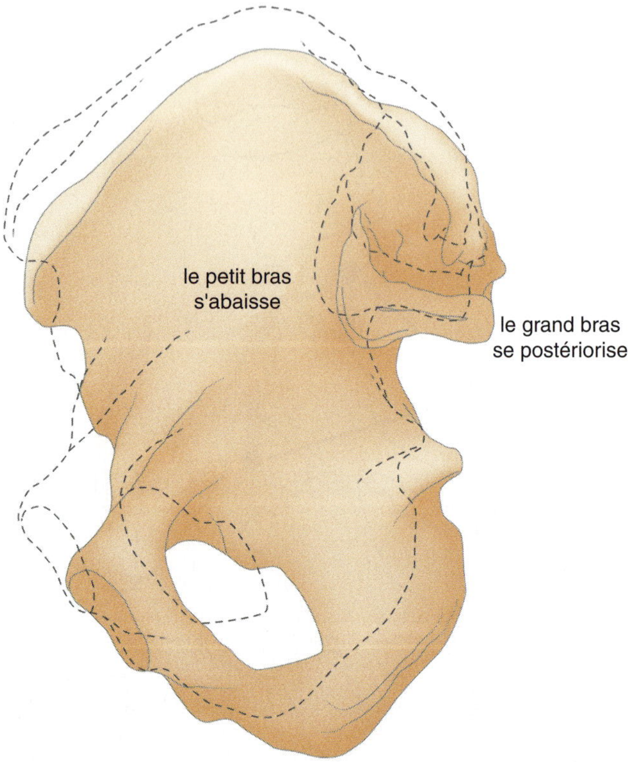

Figure 5.29. Lors du mouvement de rotation antérieure de l'os iliaque, le petit bras de la portion auriculaire s'abaisse pendant que le grand se postériorise.

Axe vertical central

Cet axe passant par le centre géométrique du sacrum est un axe virtuel autour duquel se produit la rotation du pelvis dans son ensemble par rapport au tronc, au niveau du disque L5–S1 lors de la marche par exemple. Cet axe ne concerne donc pas directement la mobilité spécifique du pelvis mais plutôt celui du pelvis entier par rapport à la 5e vertèbre lombaire (figure 5.30).

Axes verticaux latéraux

Les axes latéraux du sacrum traversent verticalement les articulations sacro-iliaques (figure 5.31). Ils permettent les petits mouvements de charnière, bilatéraux ou unilatéraux, qui se produisent notamment dans le mécanisme d'autoblocage du sacrum lorsqu'il est enchâssé entre les ailes iliaques.

Axes physiologiques

Les axes physiologiques sont une résultante de la mobilité segmentaire se déroulant simultanément autour des autres axes anatomiques (ou mécaniques).

Les axes obliques ne pourraient exister sans les axes transversaux ou verticaux latéraux. Ils revêtent une importance fonctionnelle capitale. C'est autour d'eux que l'anneau pelvien peut se déformer et assurer ainsi toutes ses fonctions.

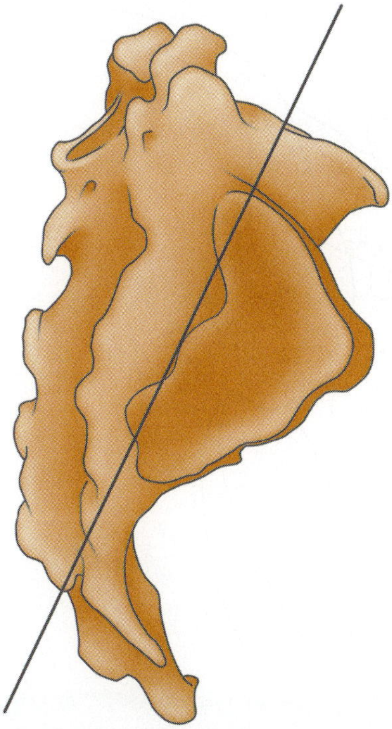

Figure 5.30. Axe vertical du sacrum (d'après Kapandji).

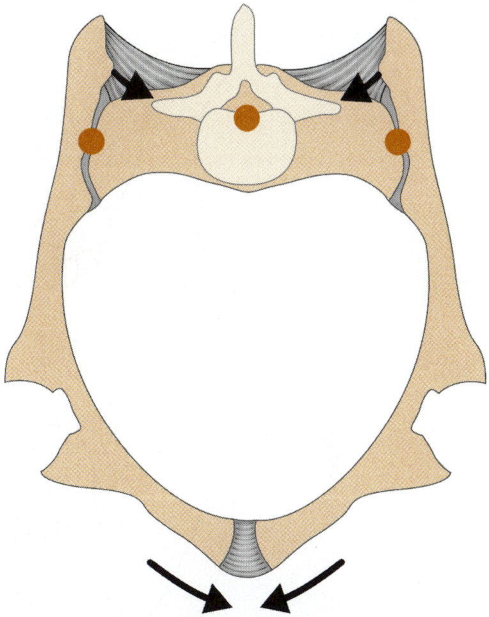

Figure 5.31. Visualisation des axes verticaux latéraux lors des mouvements de fermeture ou d'ouverture des ailes iliaques.

Axes obliques

Au nombre de deux, les axes obliques se tracent entre le pôle supérieur d'une facette auriculaire et le pôle inférieur de la facette opposée (figure 5.32).

Axe oblique droit

L'axe oblique droit s'étend depuis l'extrémité supérieure de la surface auriculaire droite et rejoint l'extrémité inférieure de l'articulation auriculaire gauche.

Autour de cet axe, le sacrum décrit un mouvement de flexion antérieure droite (figure 5.33) (physiologique) ou postérieure gauche (non physiologique).

Axe oblique gauche

L'axe oblique gauche s'étend depuis l'extrémité supérieure de la surface auriculaire gauche et rejoint l'extrémité inférieure de l'articulation auriculaire droite.

Autour de cet axe oblique gauche, le sacrum décrit un mouvement de flexion antérieure gauche (figure 5.34) (physiologique) ou postérieure droite (pathologique).

Remarque

Mobilité articulaire entre le sacrum et l'ilium

Cette mobilité articulaire existant entre le sacrum et l'ilium a été longuement ignorée voire contestée. Pour l'ostéopathe qui peut l'apprécier, la qualifier, la quantifier et la définir, elle ne fait aucun doute. Cette mobilité intrinsèque de l'anneau pelvien conditionne toutes ses fonctions. Autrement dit, toutes les fonctions du bassin en général seront perturbées dès qu'une dysfonction arti-

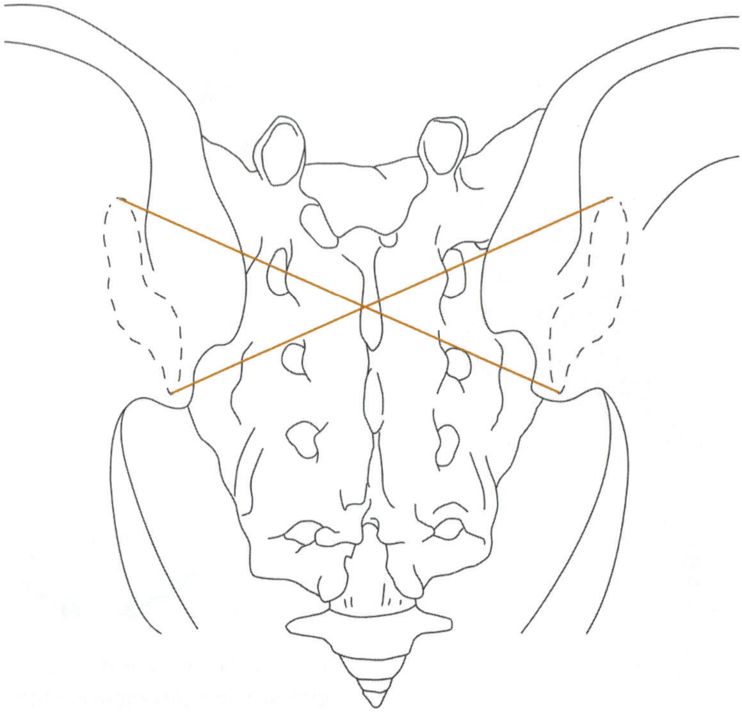

Figure 5.32. Représentation des axes obliques du sacrum.

culaire sera présente et les conséquences invalidantes ne tarderont pas à se manifester.

Mouvements de torsion du sacrum

Autour des deux axes obliques, le sacrum peut réaliser quatre mouvements de torsion :

- deux mouvements physiologiques de torsion antérieure gauche ou droite ;
- deux mouvements non physiologiques de torsion postérieure gauche ou droite.

Mouvements de torsion antérieure

- Dans la *torsion gauche sur axe gauche* (figure 5.35) :
  - la face antérieure du sacrum s'oriente vers la gauche en pivotant autour de l'axe oblique gauche ;
  - le promontoire du sacrum s'antériorise à droite en glissant vers le bas, le long du petit bras auriculaire droit (légère flexion latérale droite) ;
  - l'angle inférolatéral gauche se postériorise en glissant vers le bas, le long du grand bras auriculaire gauche.

Simultanément à cette torsion sacrée gauche sur axe gauche, l'ilium gauche fait très logiquement un mouvement relatif de rotation postérieure (nutation iliaque), tandis que le droit fait un mouvement de rotation antérieure (contre-nutation iliaque).

Le mouvement de nutation iliaque à gauche entraîne un raccourcissement du membre inférieur, et le mouvement de contre-nutation iliaque à droite un allongement du membre inférieur.

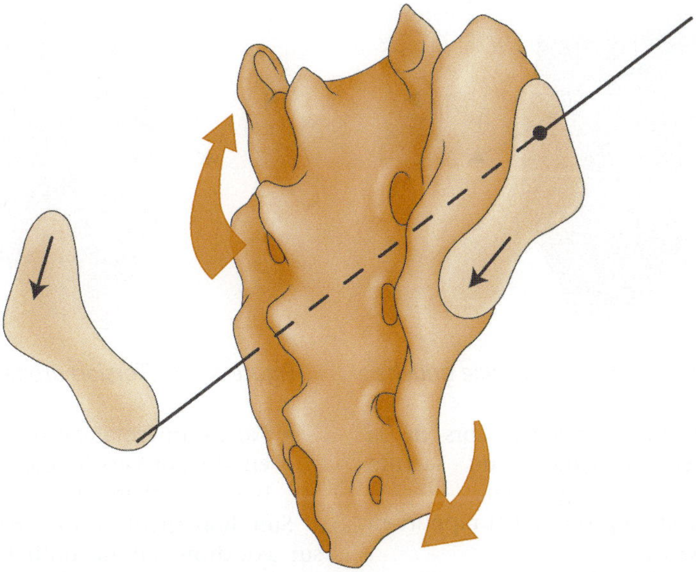

Figure 5.33. Mouvement de torsion antérieure du sacrum autour de son axe (droit).

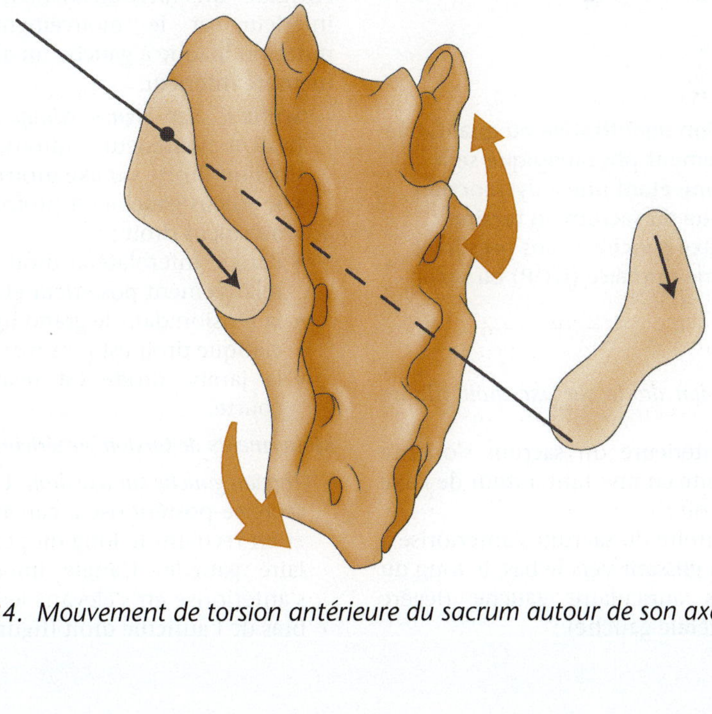

Figure 5.34. Mouvement de torsion antérieure du sacrum autour de son axe (gauche).

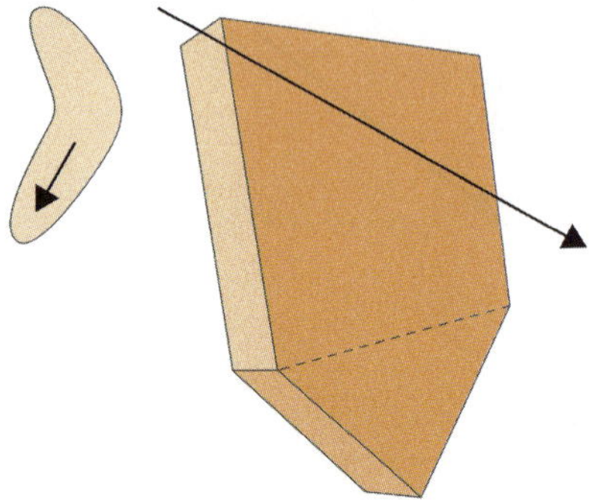

Figure 5.35. Torsion gauche sur axe gauche.

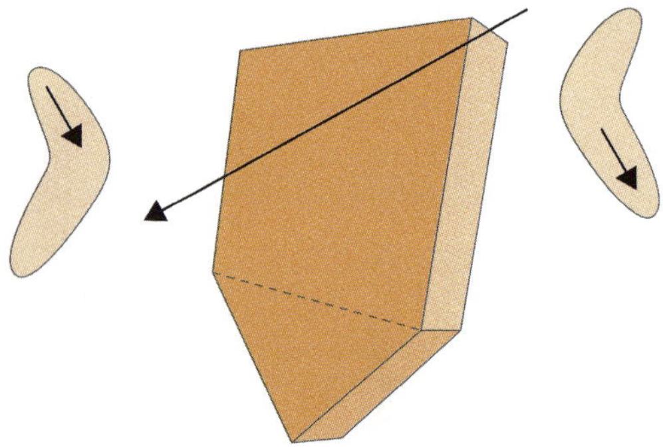

Figure 5.36. Torsion droite sur axe droit.

- *Synthèse des signes cliniques.* Lors de la flexion antérieure gauche du sacrum (torsion gauche sur axe gauche) :
  - le sulcus droit est profond par rapport au sulcus gauche ;
  - l'angle inférolatéral gauche du sacrum est relativement postérieur et inférieur ;
  - la tension dans le grand ligament sacrosciatique gauche est plus marquée (frein de nutation sacrée) ;
  - la jambe gauche est relativement plus courte.

Remarque

Une restriction quantitative ou qualitative de ce mouvement physiologique sera définie comme étant une « dysfonction ostéopathique du sacrum en torsion gauche sur axe gauche » sans présumer de son origine primaire (DOP) ou secondaire (DOS).

- Dans la *torsion droite sur axe droit* (figure 5.36) :
  - la face antérieure du sacrum s'oriente vers la droite en pivotant autour de l'axe oblique droit ;
  - le promontoire du sacrum s'antériorise à gauche en glissant vers le bas, le long du petit bras auriculaire gauche (légère flexion latérale gauche) ;
  - l'angle inférolatéral droit se postériorise en glissant vers le bas, le long du grand bras auriculaire droit.

Simultanément à cette torsion sacrée droite sur axe droit, l'ilium droit fait très logiquement un mouvement relatif de rotation postérieure (nutation iliaque), tandis que le gauche fait un mouvement de rotation antérieure (contre-nutation iliaque).

Le mouvement de nutation iliaque à droite entraîne un raccourcissement du membre inférieur, et le mouvement de contre-nutation iliaque à gauche un allongement du membre inférieur.

- *Synthèse des signes cliniques.* Lors de la flexion antérieure droite du sacrum (torsion droite sur axe droit) :
  - le sulcus gauche est profond par rapport au sulcus droit ;
  - l'angle inférolatéral droit du sacrum est relativement postérieur et inférieur ;
  - la tension dans le grand ligament sacrosciatique droit est plus marquée ;
  - la jambe droite est relativement plus courte.

Mouvements de torsion postérieure

- *Torsion gauche sur axe droit.* Le promontoire sacré se postériorise à gauche en s'élevant et en reculant le long du petit bras auriculaire gauche. L'angle inférolatéral droit s'antériorise en s'élevant le long du grand bras de l'auricule droit (figure 5.37).

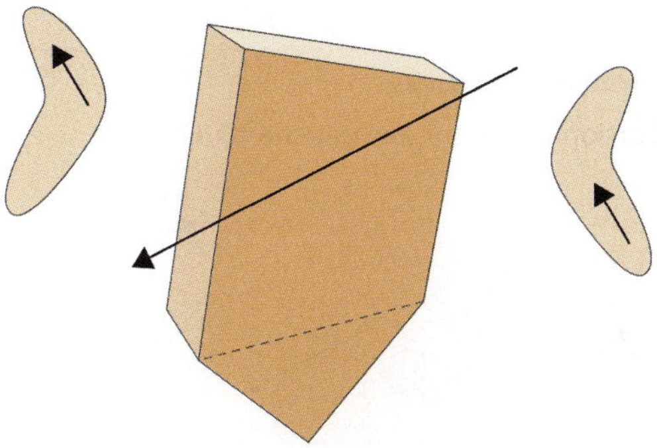

Figure 5.37. Torsion gauche sur axe droit.

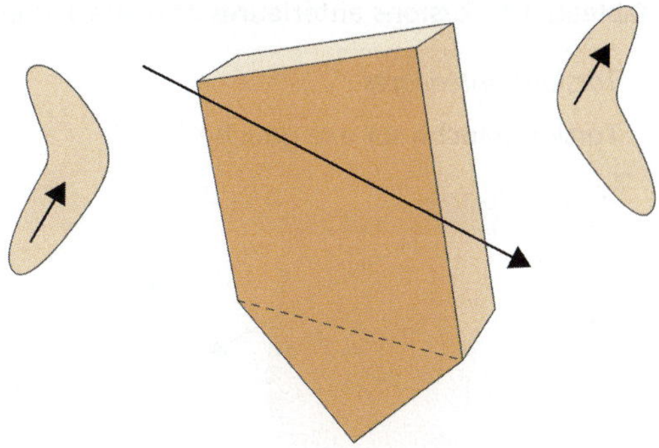

Figure 5.38. Torsion droite sur axe gauche.

La face antérieure du sacrum regarde vers la gauche en pivotant autour de l'axe droit. Il s'agit donc d'un mouvement d'extension du sacrum appelé mouvement de torsion postérieure.

- *Synthèse des signes cliniques.* Lors de la flexion postérieure gauche du sacrum (torsion gauche sur axe droit) :
  - le sulcus gauche est plein par rapport au sulcus droit ;
  - l'angle inférolatéral droit du sacrum est relativement antérieur et supérieur ;
  - la tension dans le grand ligament sacrosciatique droit est moins marquée qu'à gauche ;
  - il y a un mouvement de nutation de l'ilium gauche ;
  - la jambe gauche est relativement plus courte.
- *Torsion droite sur axe gauche.* Le promontoire sacré se postériorise à droite en s'élevant et en reculant le long du petit bras auriculaire droit (figure 5.38). L'angle inférolatéral gauche s'antériorise en s'élevant le long du grand bras de l'auricule gauche.

La face antérieure du sacrum regarde vers la droite en pivotant autour de l'axe gauche.

- *Synthèse des signes cliniques.* Lors de la flexion postérieure droite du sacrum (torsion droite sur axe gauche) :
  - le sulcus droit est plein par rapport au gauche ;
  - l'angle inférolatéral gauche du sacrum est relativement antérieur et supérieur ;
  - la tension dans le grand ligament sacrosciatique gauche est moins marquée qu'à droite ;
  - il y a un mouvement de nutation de l'ilium droit ;
  - la jambe droite est relativement plus courte.

Remarque

Les mouvements de torsions postérieures ne sont pas des mouvements physiologiques. La présence d'une dysfonction du sacrum en torsion postérieure est la conséquence d'un traumatisme.

Les tableaux 5.1 et 5.2 synthétisent les diverses torsions ainsi que l'ensemble des signes cliniques.

L'anneau pelvien et les contraintes

Forces extrinsèques

Forces gravitationnelles (G)

Le bassin, chez les bipèdes que nous sommes, est davantage soumis aux contraintes exercées par les forces gravitationnelles que chez le

Tableau 5.1. Torsions antérieures et postérieures

Torsions antérieures	*Torsions postérieures*
Torsion gauche sur axe gauche (G/G)	Torsion droite sur axe gauche (D/G)
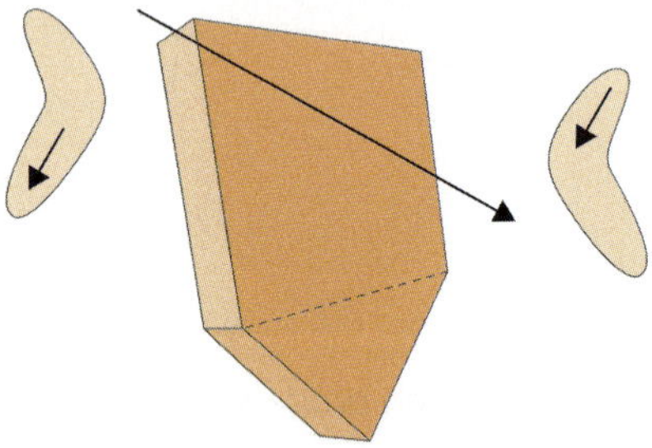	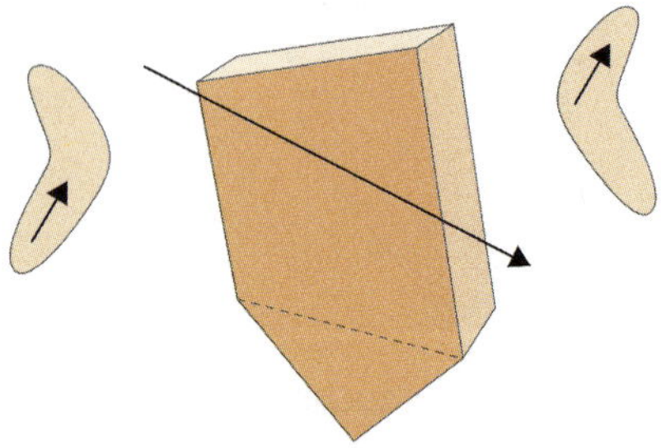
Torsion droite sur axe droit (D/D)	Torsion gauche sur axe droit (G/D)
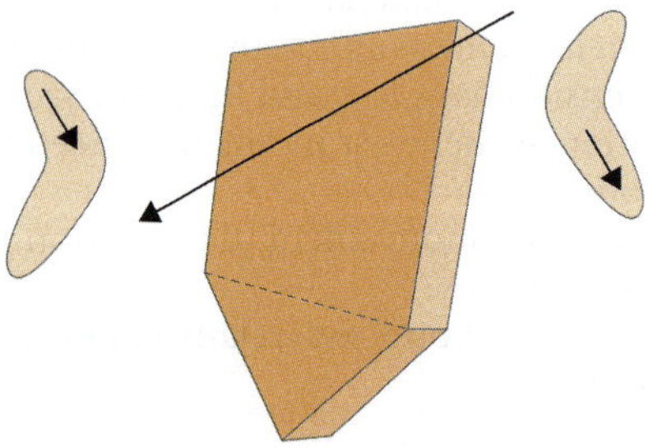	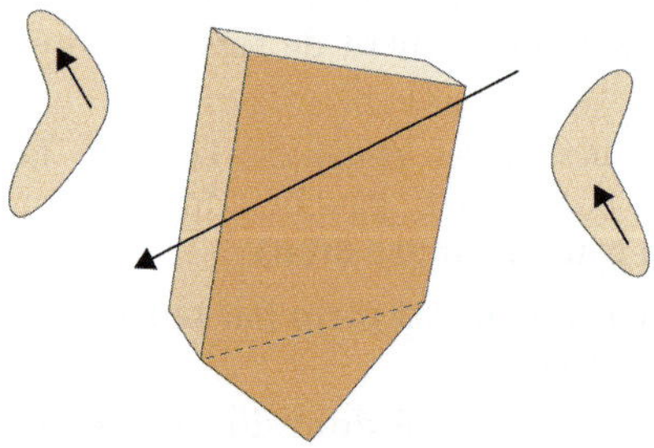

quadrupède, puisque c'est lui seul qui supporte le poids du tronc et de la tête.

Dans cette position bipodale statique, le poids se répartit alors idéalement dans les deux iliums (figure 5.39).

Le sacrum, « suspendu » par ses ligaments, s'enchâsse d'autant plus entre les deux ailes iliaques que le poids qui s'exerce sur sa base est important (figure 5.40).

En reprenant la coupe horizontale au niveau de la 3e vertèbre sacrée, nous pouvons visualiser le rôle important de la symphyse pubienne qui, sollicitée en traction, contribue à améliorer la résistance du système qui peut être qualifié d'autobloquant (figure 5.41).

Forces de réaction du sol (R)

Les forces venant de la réaction du sol équilibrent les forces gravitationnelles. Lors de la marche, par exemple, chaque fois que le pied se pose sur le sol, ces forces de réaction du sol, approximativement égales au poids de l'individu, s'exercent.

Théoriquement, la relation entre les forces de réaction du sol (R) et les forces gravitationnelles (G) se résume comme suit.

- R < G : sur un terrain meuble (du sable par exemple), les forces de réaction du sol sont, lors de l'impact du pied sur le sol, inférieures aux forces gravitationnelles. Très logiquement, le pied s'enfonce dans le sol.

Tableau 5.2. Récapitulatif des signes cliniques

	Sulcus	*AIL*	*GLSS*	*Ilium*	*Jambe courte*	*Jambe longue*
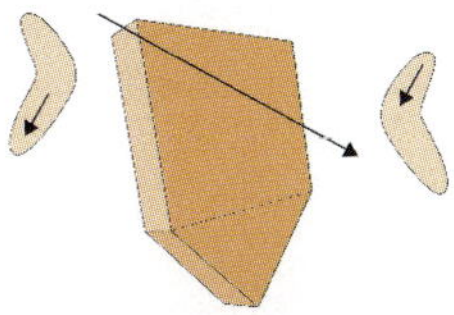 G/G	Creux à droite	Postérieur et inférieur à gauche	Tendu à gauche	Antérieur à droite		À droite
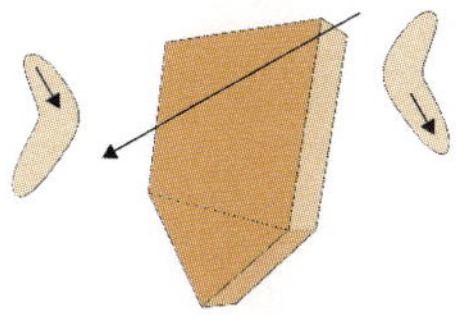 D/D	Creux à gauche	Postérieur et inférieur à droite	Tendu à droite	Antérieur à gauche		À gauche
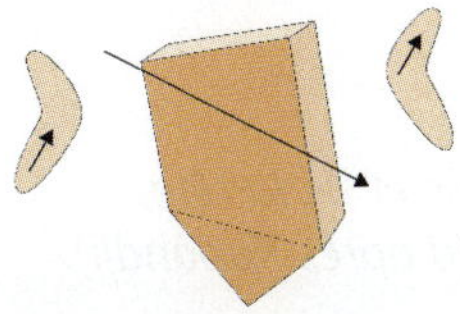 D/G	Plein à droite	Antérieur et supérieur à gauche	Détendu à gauche	Postérieur à droite	À droite	
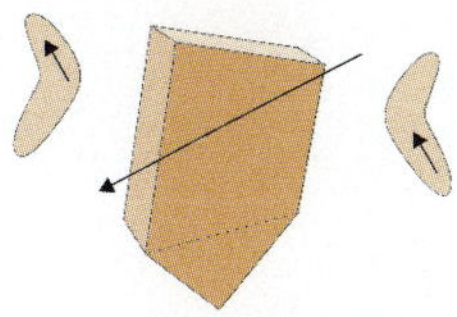 G/D	Plein à gauche	Antérieur et supérieur à droite	Détendu à droite	Postérieur à gauche	À gauche	

AIL : angle inférolatéral ; GLSS : grand ligament sacrosciatique.

- R = G : sur un sol ne pouvant se déformer, les forces de réaction du sol sont absolument égales aux forces gravitationnelles (figure 5.42).

- R > G : si R était supérieure à G, nous vivrions une expérience inoubliable de lévitation...

Pour des raisons évidentes, nous n'envisagerons dans la suite de ce chapitre que le deuxième cas de figure : celui où les deux forces R et G, ayant la même direction mais étant de sens contraire, sont égales.

Ici, comme pour les forces gravitationnelles, le bassin du bipède que nous sommes sera nettement plus sollicité que chez n'importe quel quadrupède.

Pour simplifier le concept, lorsque le corps est en appui bipodal statique, les forces de réaction du sol remontent le long du membre inférieur et, une fois arrivées au niveau du bassin, se répartissent dans les deux branches, pubienne et ischiatique (figure 5.43).

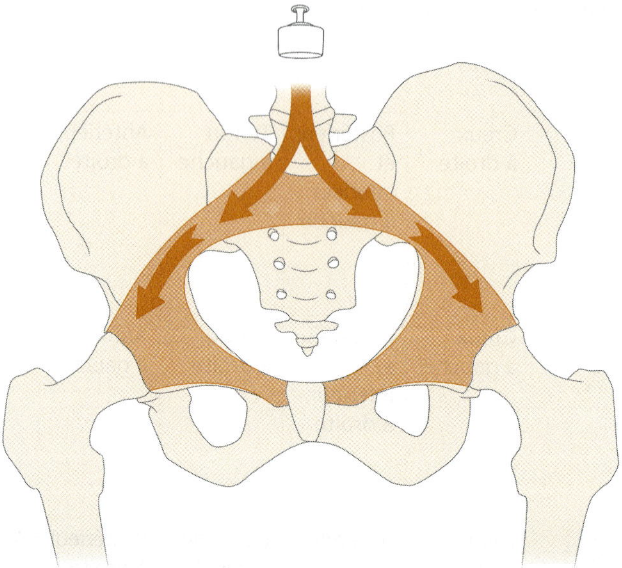

Figure 5.39. Lors de la station debout bipodale, le poids du tronc et de la tête, reposant sur la base sacrée, se répartit dans les deux ailes iliaques (d'après Kapandji).

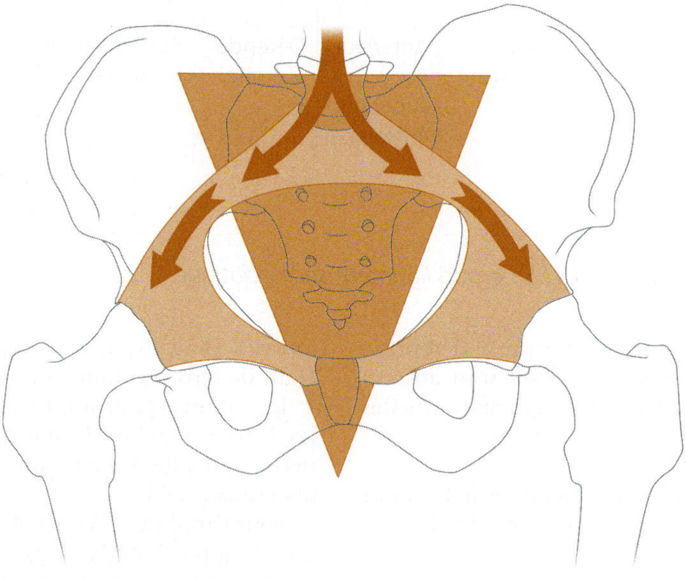

Figure 5.40. Sous l'effet des forces gravitationnelles, le sacrum s'enchâsse entre les deux ailes iliaques (d'après Kapandji).

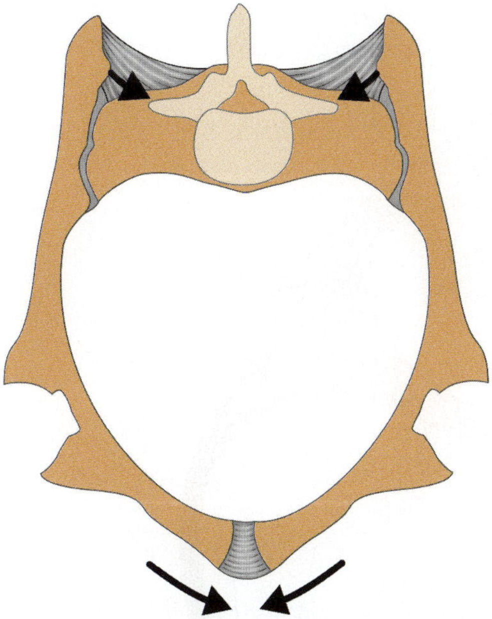

Figure 5.41. Le bras de levier favorable permet au pubis, sollicité en traction, de contribuer à la stabilité du système autobloquant (d'après Kapandji).

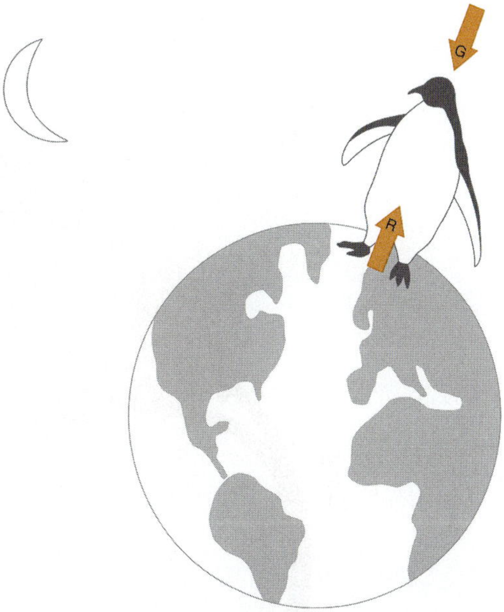

Figure 5.42. Les forces gravitationnelles sont équilibrées par les forces de réaction du sol qui s'appliquent dans la même direction mais qui sont de sens contraire.

Remarque

Les forces de réaction du sol sont proportionnelles aux forces gravitationnelles. Celles-ci augmentent avec le type d'activité de l'organisme sur le sol. Elles seront supérieures lors de la course et encore davantage lors d'un saut. Les forces de réaction du sol le seront alors également, au point d'endommager la structure ostéoarticulaire en cas de défection d'un des systèmes d'amortissement de ces forces qui seront étudiés dans le chapitre 6.

Forces intrinsèques

■ Activité neuromusculaire motrice

Comme nous l'avons remarqué précédemment, le bassin occupe une position centrale dans l'organisme. Il est donc directement ou indirectement le point d'insertion des muscles du tronc et des membres inférieurs. Le point d'insertion équivaut à un point d'ancrage, relativement fixe et sur lequel les contraintes liées à l'activité musculaire s'exercent. C'est d'ailleurs sur cette ceinture pelvienne que s'insèrent nos muscles les plus puissants, sans oublier les muscles intrapelviens formant notamment le plancher.

Très globalement, cette ceinture pelvienne, considérée comme un point fixe quel que soit le type d'activité, subit de nombreuses contraintes liées à l'activité musculaire (contraintes dont l'origine est intrinsèque) et qui devront s'additionner aux contraintes déjà décrites provenant de G et de R.

Lors de la course par exemple, le bassin supportera les contraintes liées aux forces

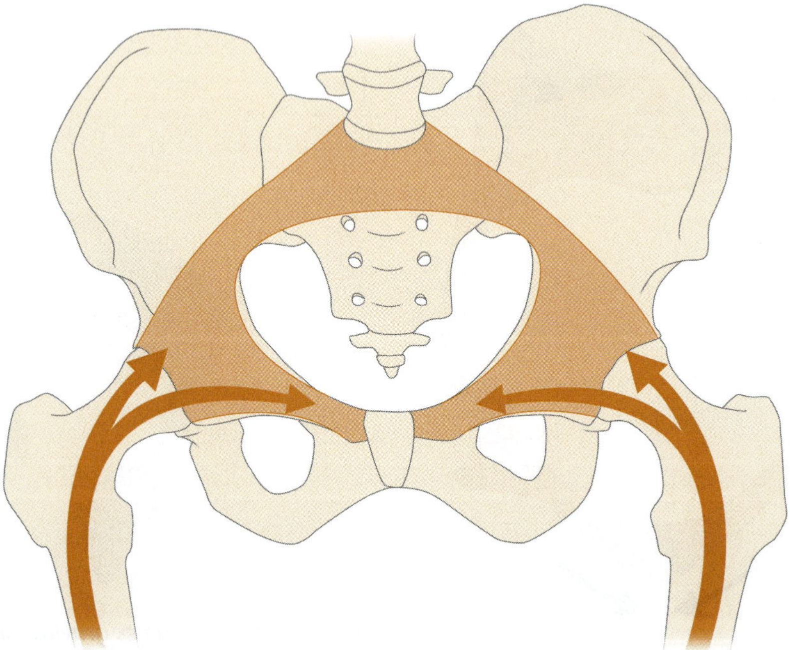

Figure 5.43. Arrivées au niveau de l'anneau pelvien, les forces de réaction du sol se répartissent vers la branche pubienne, où elles seront amorties, et vers la branche iliaque (d'après Kapandji).

gravitationnelles, aux forces de réaction du sol et aux forces exercées par les muscles moteurs de la course. Cette conjonction des forces en présence aurait un effet destructeur des structures articulaires si plusieurs systèmes amortisseurs n'entraient en action. La parfaite connaissance de ces mécanismes réducteurs de contraintes influencera positivement la qualité de nos traitements. Ils vont être décrits ici succinctement[3].

Chaînes tissulaires réactionnelles

Pour être complet, nous ne pouvons passer sous silence les forces développées par les CTR[4] qui, à leur tour, s'additionnent aux trois forces déjà décrites : les forces gravitationnelles, les forces de réaction du sol et les forces liées à l'activité musculaire. Certes, en intensité, elles sont à n'en point douter quantitativement moins importantes par unité de temps. En revanche, s'agissant d'un mécanisme naturel d'autoguérison, l'action des forces déployées sera prolongée dans le temps.

Ces forces produites lors de la mise en activité d'une CTR jouissent, au niveau de l'anneau pelvien, de bras de leviers très favorables justifiant la faible intensité des forces mises en jeu par rapport au résultat thérapeutique escompté.

3. Voir aussi p. 111.

4. Voir chapitre 4.

En effet, l'envergure de la ceinture pelvienne permet aux muscles une insertion relativement éloignée des différents centres articulaires (des exemples en sont donnés aux figures 5.44, 5.45, 5.46).

Dans ces trois exemples, les moments des forces[5] s'appliquant aux différentes extrémités du bassin sont importants en raison de la longueur du bras de levier.

Conclusion

Dans l'introduction de ce chapitre, nous faisions allusion à l'importance qu'accordent les ostéopathes au bassin chez l'homme. Pour mieux la comprendre, nous avons très brièvement étudié son architecture, c'est-à-dire les éléments structuraux qui forment précisément cet anneau pelvien. Ceux qui ont étudié quelques rudiments d'ostéologie connaissent parfaitement le bassin et son agencement structurel. La physiologie articulaire du bassin est classiquement plus rarement étudiée et c'est la raison pour laquelle nous avons consacré quelques pages de cet ouvrage à la découvrir. Il est important de savoir comment s'articulent ces pièces osseuses formant l'anneau pelvien. En effet, l'étude des seuls éléments structuraux serait bien stérile si elle ne nous permettait pas d'articuler ces derniers entre eux pour que se révèle la merveilleuse organisation fonctionnelle de l'anneau pelvien.

Le bassin est donc mobile non seulement globalement, mais aussi intrinsèquement, chaque pièce osseuse par rapport aux autres. Cette mobilité n'est pas anarchique, mais est au contraire une démonstration particulièrement convaincante d'une organisation mécanique de la plus haute précision. Ce mécanisme articulé doit être bien compris parce qu'il conditionne absolument toutes les fonctions dévolues au bassin que nous allons citer dans les paragraphes suivants.

5. Moment de force : produit de la force et du bras de levier.

Fonctions du bassin

Introduction

Le bassin, véritable anneau ostéoarticulaire, est placé dans un environnement où forces, contraintes et sollicitations de tous ordres s'exercent en permanence avec plus ou moins d'intensité durant toute la vie de l'individu.

Nous avons vu que le bassin humain est sollicité bien différemment de celui d'un quadrupède, au point de lui conférer des fonctions très particulières qui vont être décrites dans les lignes qui suivent. Ces fonctions seront, pour plus de clarté, répertoriées grâce à trois mots clés, évocateurs de la caractéristique unique du corps humain : résistance, mobilité et équilibre.

Résistance

Amortissement des forces en présence

Dans le paragraphe « L'anneau pelvien et les contraintes », nous avons décrit les différents types de forces s'exerçant sur le bassin, en les classant en quatre groupes :

- les forces gravitationnelles (G) ;
- les forces de réaction du sol (R) ;
- les forces liées à l'activité musculaire (motrice et organique) ;
- les forces induites par les CTR.

Les forces induisent des contraintes et les contraintes détruisent le tissu vivant à plus ou moins brève échéance. C'est la raison pour laquelle, l'organisme, entité biologique à part entière, a élaboré des systèmes réduisant considérablement l'impact destructeur des contraintes subies.

Nous négligerons volontairement le contexte traumatique où les contraintes sont souvent énormes (chute d'un toit ou collision frontale) pour nous cantonner au cadre strict de l'activité physiologique.

Suivant l'activité de l'individu, les contraintes varient très fortement ; elles sont importantes lors de la pratique d'un sport ou d'un travail physique et très faibles au repos.

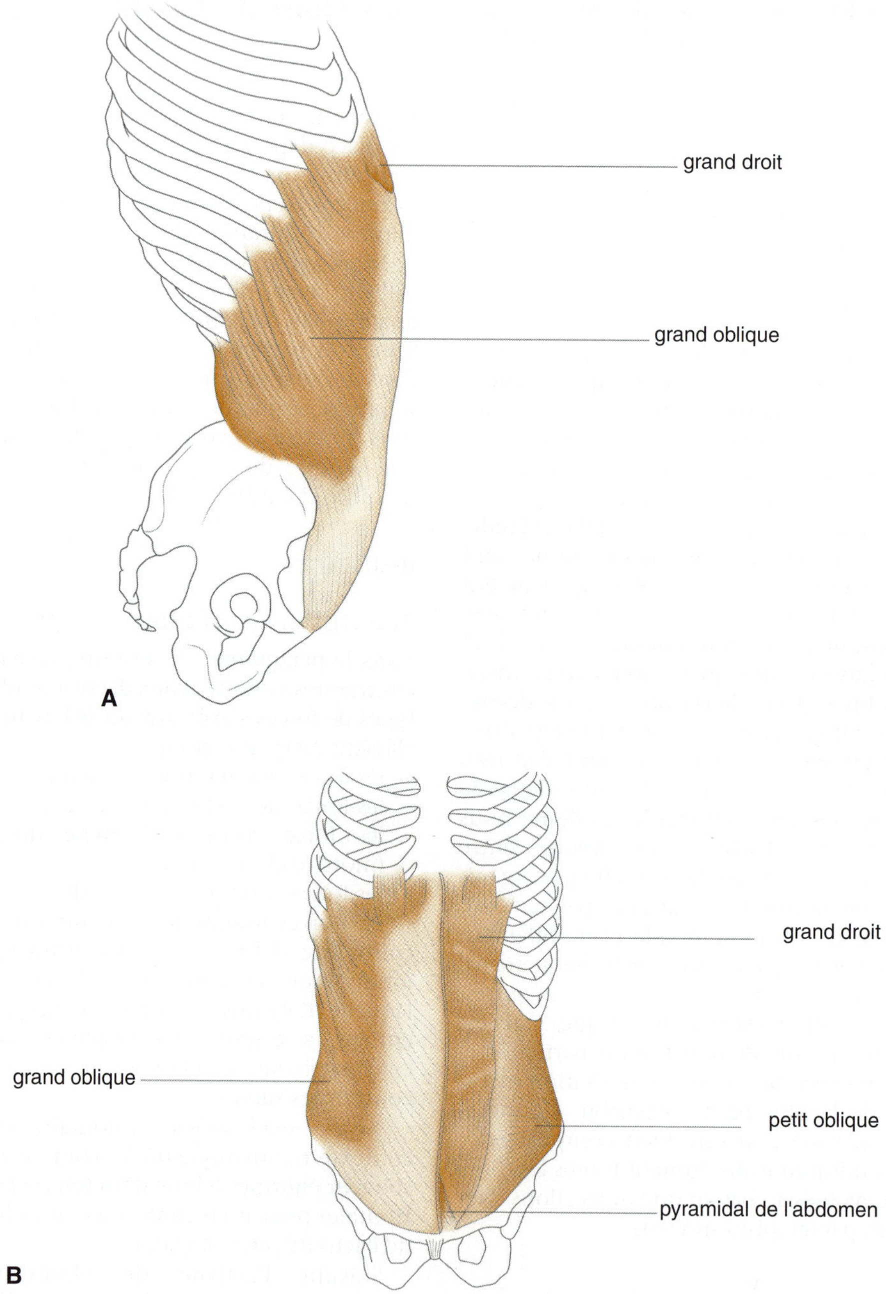

Figure 5.44. Muscles de la paroi abdominale.

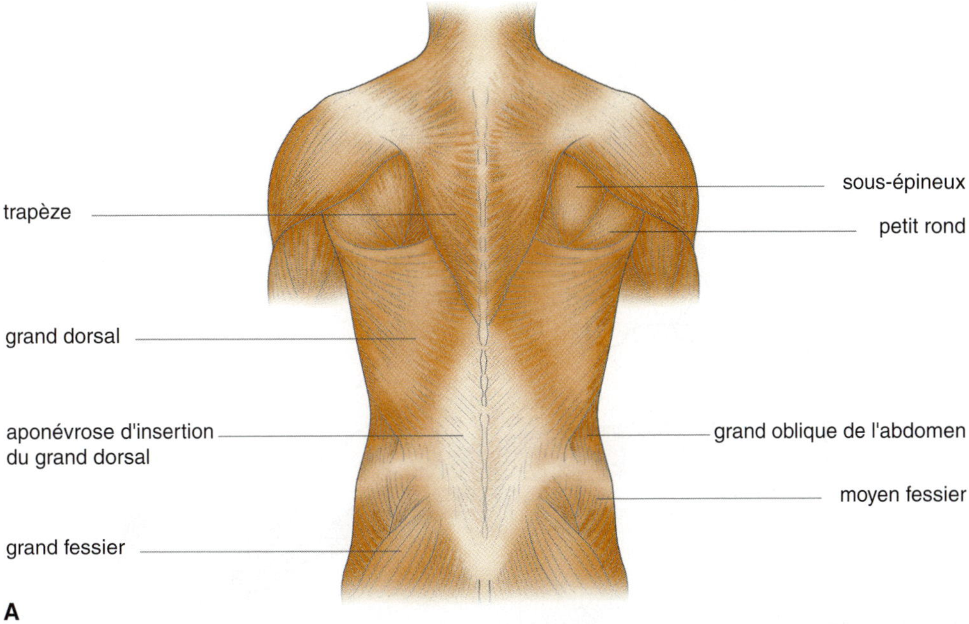

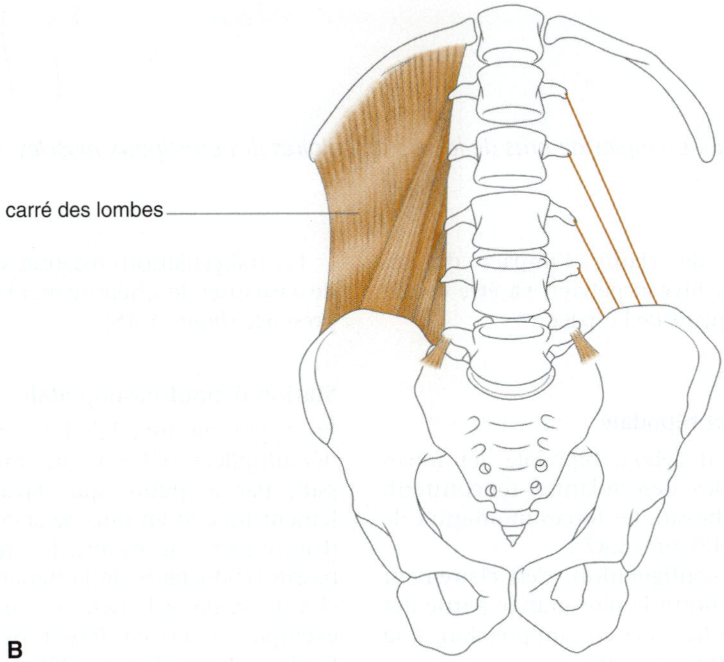

Figure 5.45. Muscles de la paroi du tronc.

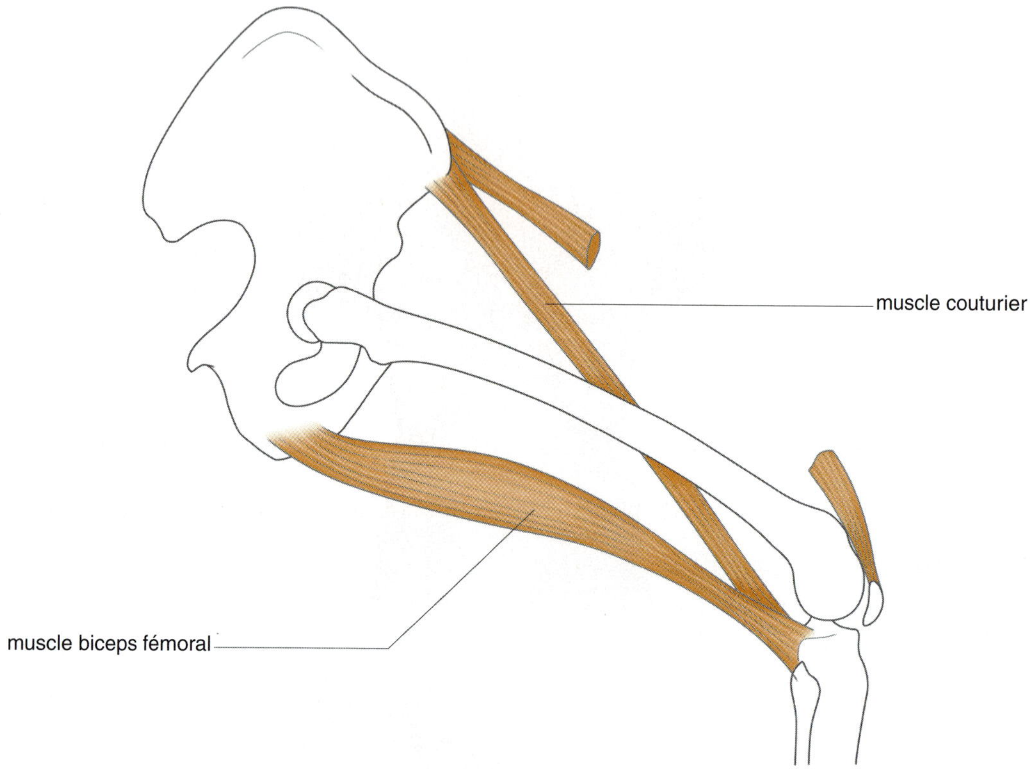

Figure 5.46. Exemples de bras de leviers articulaires des principaux muscles de la cuisse.

Pour plus de clarté, l'impact de ces contraintes au niveau pelvien va être étudié dans les trois plans de l'espace.

Les trabéculations osseuses sont un moyen de visualiser le cheminement des forces en présence (figure 5.48).

Plan frontal

Station debout bipodale

Dans la station debout bipodale, les forces gravitationnelles descendantes rencontrent, au niveau du bassin, les forces montantes de réaction du sol (figure 5.47).

Dans cette configuration, c'est clairement le pubis qui amortit la plus grande partie des contraintes. Il travaille en compression, à la manière d'un amortisseur.

Station debout monopodale

En appui monopodal, les contraintes sont démultipliées. Elles seront amorties, d'une part, par le pubis, qui travaille en cisaillement/torsion en plus de la compression, et d'autre part, par les muscles stabilisateurs du bassin (abducteurs de la hanche en appui et élévateurs de la hanche en suspension), par exemple le moyen fessier ou le carré des lombes opposé (figure 5.49).

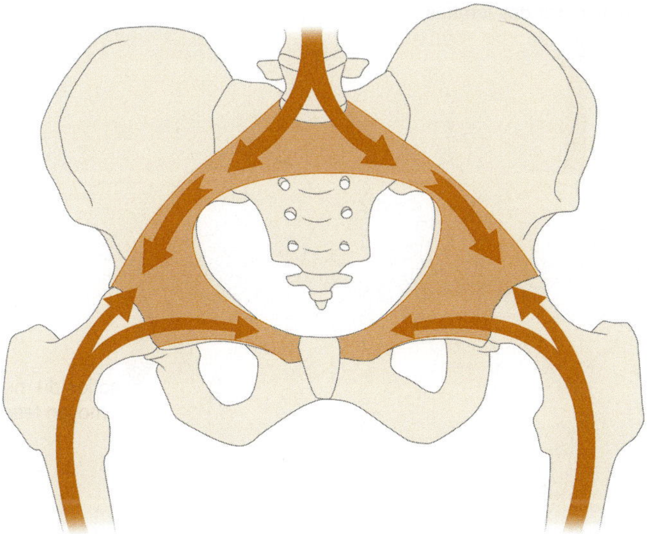

Figure 5.47. Une partie de la somme des forces montantes (R) et descendantes (G) est amortie au niveau de la symphyse pubienne (d'après Kapandji).

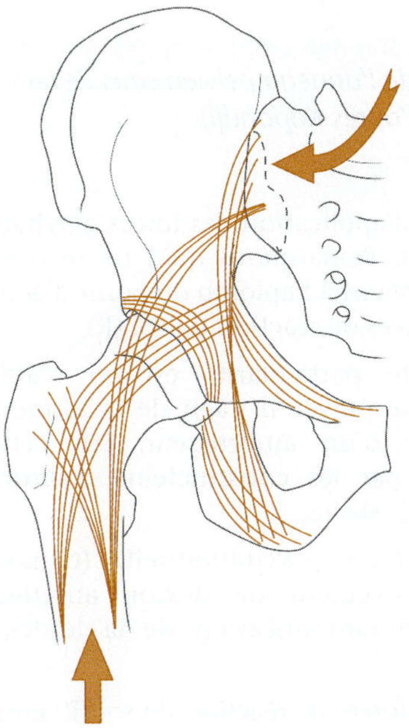

Figure 5.48. Les lignes de forces sont matérialisées par les trabéculations osseuses (d'après Kapandji).

Remarques

Physiologiquement, le mouvement de cisaillement du pubis s'accompagne automatiquement d'un petit mouvement de torsion (figure 5.50).

L'abord de l'étude des contraintes dans le plan frontal démontre qu'en appui bipodal, c'est le pubis qui contribue le mieux à l'amortissement. Il travaille en compression.
En appui unipodal, lors de la marche, de la course et, plus encore, lors d'un saut, c'est le couple pubis–muscles stabilisateurs du bassin qui sera l'élément amortisseur principal. Dans ce cas, le pubis se déforme simultanément en cisaillement, compression et torsion, ce qui nécessite une force importante.

■ Plan sagittal

Le centre de gravité se visualise bien sur l'incidence sagittale (figure 5.51). Il représente le

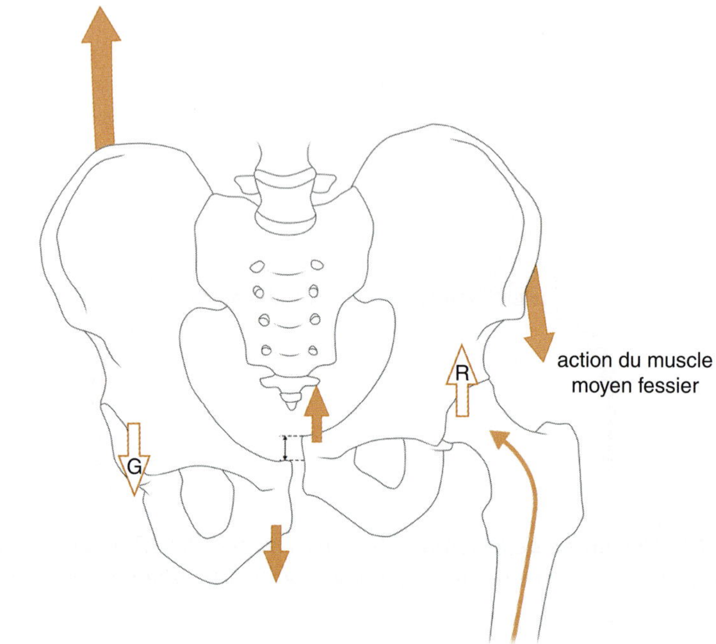

Figure 5.49. Appui monopodal : déformation de l'anneau pelvien sous l'effet des forces en présence (G et R) (d'après Kapandji).

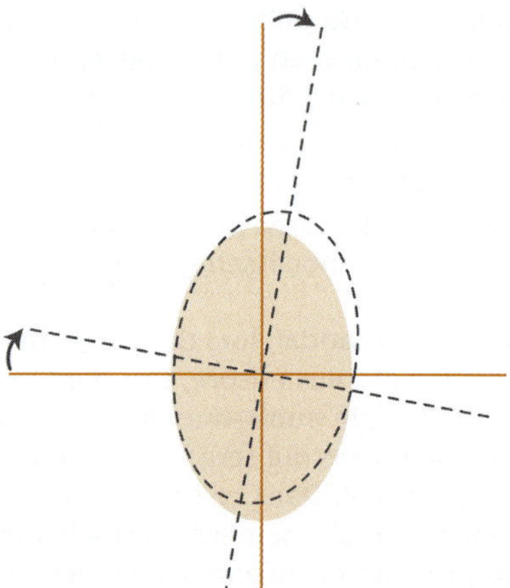

Figure 5.50. Le mouvement de cisaillement de la symphyse pubienne est accompagné d'un faible mouvement de rotation.

point d'application des forces gravitationnelles (G). Remarquons qu'il ne se trouve pas exactement à l'aplomb du point d'émergence des forces de réaction du sol (R).

Cette particularité est en réalité une aubaine puisqu'il s'agit de la forme la plus simple d'un amortisseur, tels ceux proposés par les constructeurs d'automobiles au XIXe siècle.

Les forces gravitationnelles (G) favorisent le mouvement de flexion antérieure du sacrum (amplification de la lordose lombaire).

Les forces de réaction du sol (R) entraînent les ailes iliaques en rotation postérieure (réduction de la lordose lombaire).

Pour rappel, ces deux mouvements de nutation sacrée et iliaque n'ont pas le

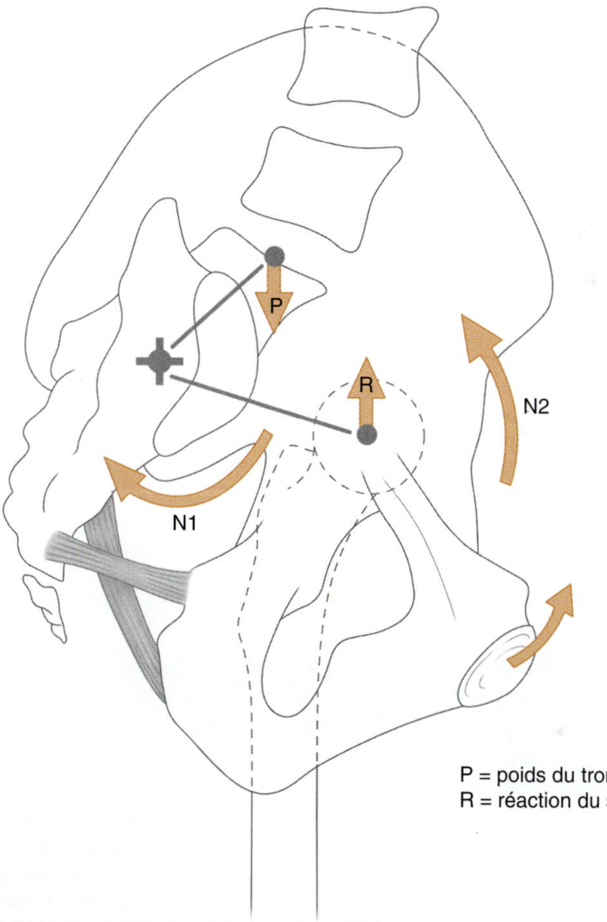

Figure 5.51. Les forces gravitationnelles descendantes (G) et les forces montantes (R) forment un couple de forces (d'après Kapandji).

même centre articulaire. Ils sont distants d'environ 2 cm et cela suffit à créer un frein au mouvement (figure 5.52). Autrement dit, pour que chaque mouvement de nutation puisse se produire, d'importantes forces devront être mises en jeu. Ce mécanisme de mouvements combinés dont les centres sont distincts constitue un extraordinaire système d'amortissement des forces en présence.

Remarque

Si l'axe de la mobilité du sacrum était le même que celui de l'iliaque, le mouvement de nutation–contre-nutation serait beaucoup plus aisé qu'il ne l'est en réalité. Ce mouvement ne serait plus contesté tant il serait manifeste ; en revanche, le système d'amortissement des forces en présence serait peu efficace et très vite insuffisant.

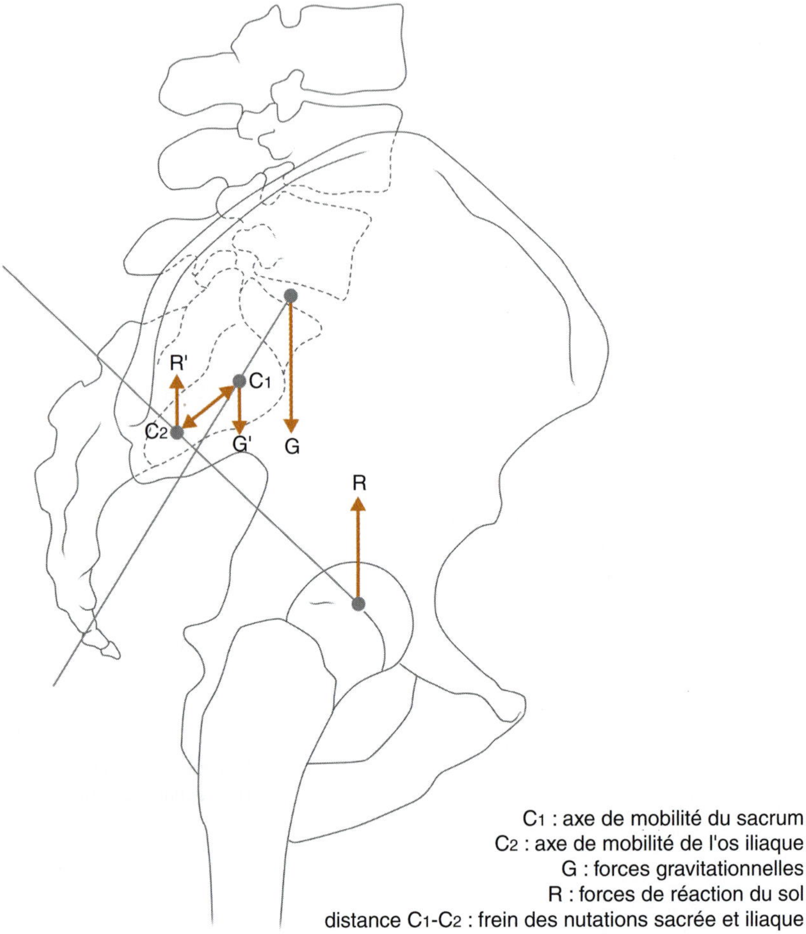

Figure 5.52. Les centres des mouvements de nutation sacrée et iliaque sont séparés d'environ 2 cm. Cela constitue un frein puissant rendant difficile la mobilité des deux pièces osseuses.

Les forces (G) seront donc amorties par les muscles qui freinent le mouvement antérieur du sacrum[6] (mouvement de nutation sacrée). En cas de dépassement du pouvoir d'amortissement des muscles, c'est la mise en tension des ligaments sacrosciatiques qui joue le rôle d'amortisseur puissant (figure 5.53).

Les forces de réaction du sol (R) sont amorties chronologiquement par les muscles contrôlant la rotation postérieure des ailes iliaques – le muscle droit antérieur étant le plus important – et, ensuite, par les différents ligaments coxofémoraux formant le manchon articulaire (figure 5.54).

6. Les muscles du périnée et, surtout, le muscle transversaire épineux.

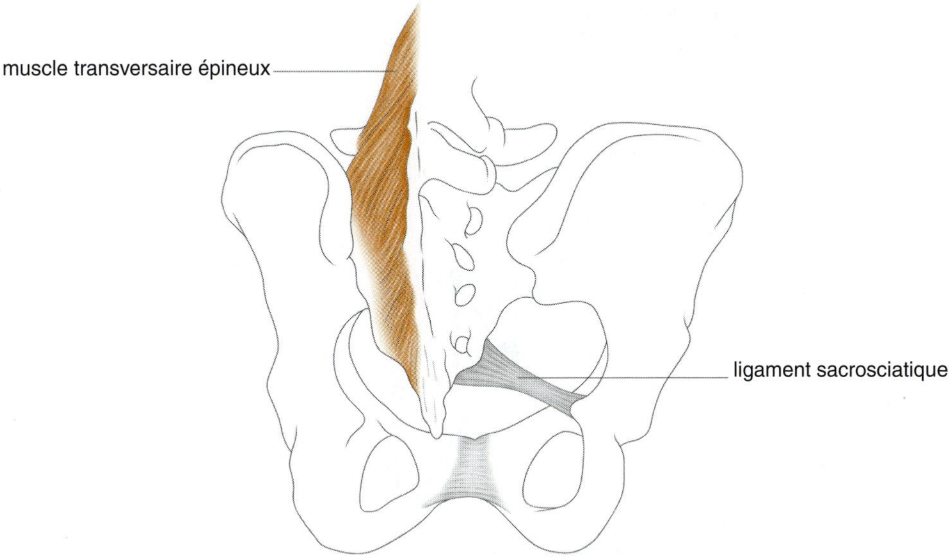

Figure 5.53. Freins de nutation du sacrum.

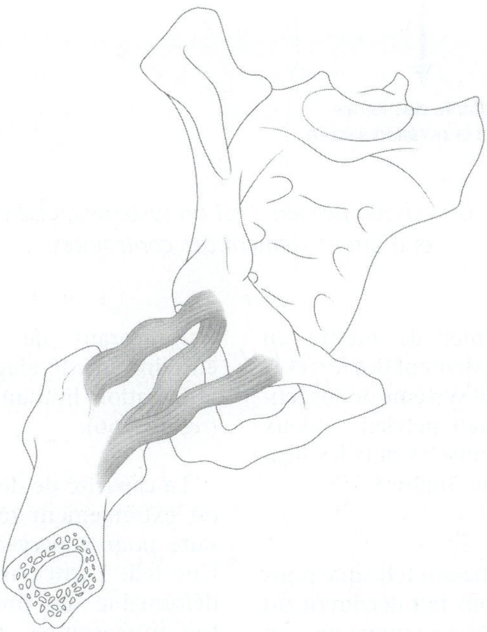

Figure 5.54. La torsion du manchon ligamentaire coxofémoral amortit une partie des forces de réaction du sol (R) (d'après Kapandji).

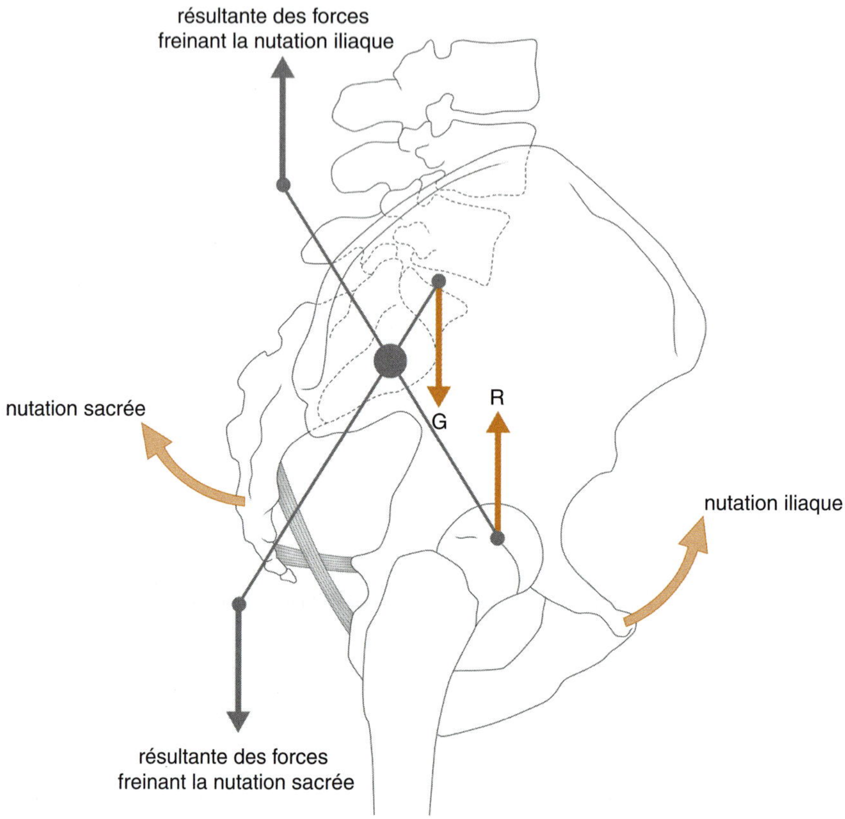

Figure 5.55. Le « ciseau pelvien » est un système croisé de suspension et d'amortissement des contraintes.

Le plan sagittal permet de mettre en évidence le type d'amortissement des forces G et R. Il s'agit d'un véritable système de suspension croisé appelé « ciseau pelvien » (deux bras de levier) dont les muscles puis les ligaments assurent le contrôle (figure 5.55).

Plan horizontal

Une coupe au niveau du bassin telle que nous l'avons déjà présentée nous fait découvrir un anneau ostéoarticulaire. Nous savons que cet anneau est déformable parce que les articulations sacro-iliaques tolèrent un mouvement de 2° chacune, ce qui, étant donné la distance les séparant de l'articulation pubienne, entraîne un décalage d'environ 9 mm (une articulation limitant l'autre et inversement) (figure 5.56).

La capacité de déformation de cet anneau est extrêmement réduite et l'énergie nécessaire pour y parvenir demeure importante. Une telle particularité confère à cet anneau déformable des propriétés d'amortissement très intéressantes. Pour mieux comprendre cette évidence, nous établirons une analogie entre l'anneau ostéoarticulaire et un anneau semi-fermé métallique (figure 5.57).

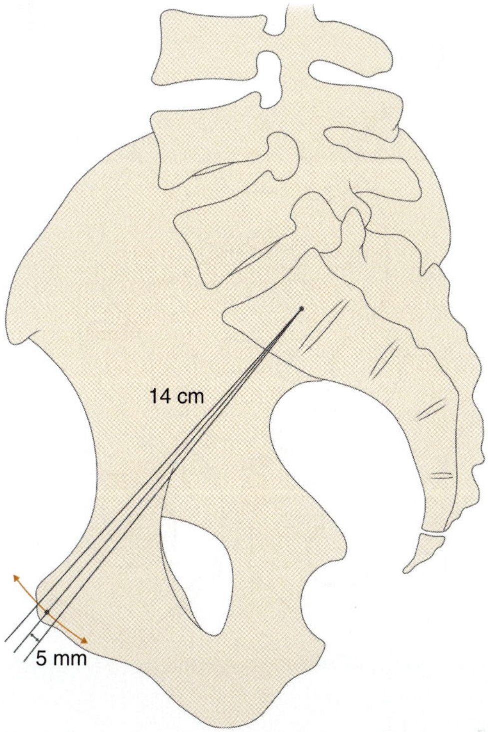

Figure 5.56. La distance séparant les centres articulaires des surfaces auriculaire et pubienne est approximativement de 14 cm chez l'adulte moyen.

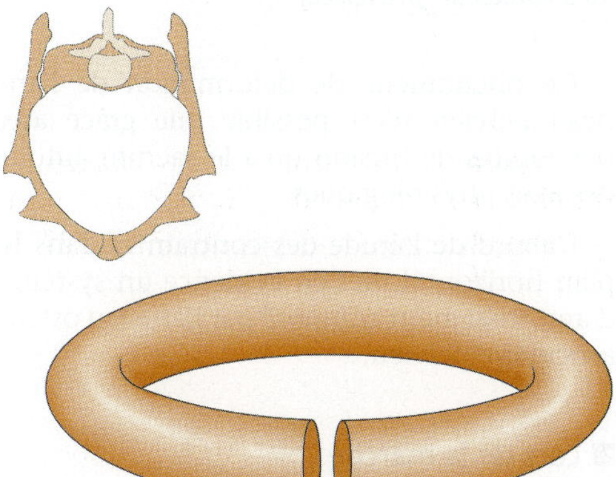

Figure 5.57. Analogie entre l'anneau ostéoarticulaire pelvien et un anneau semi-fermé métallique.

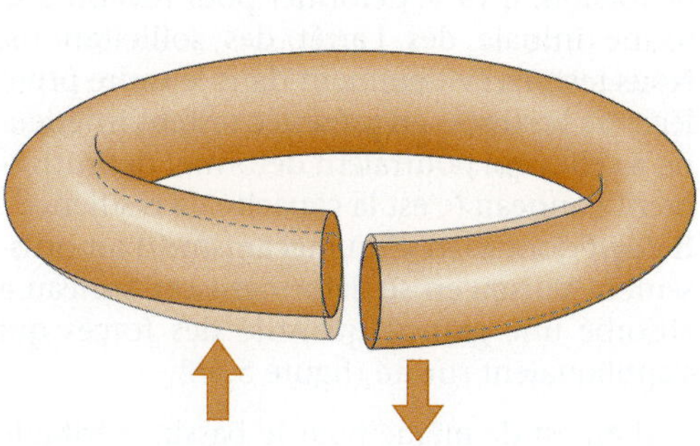

Figure 5.58. Déformation de l'anneau par torsion.

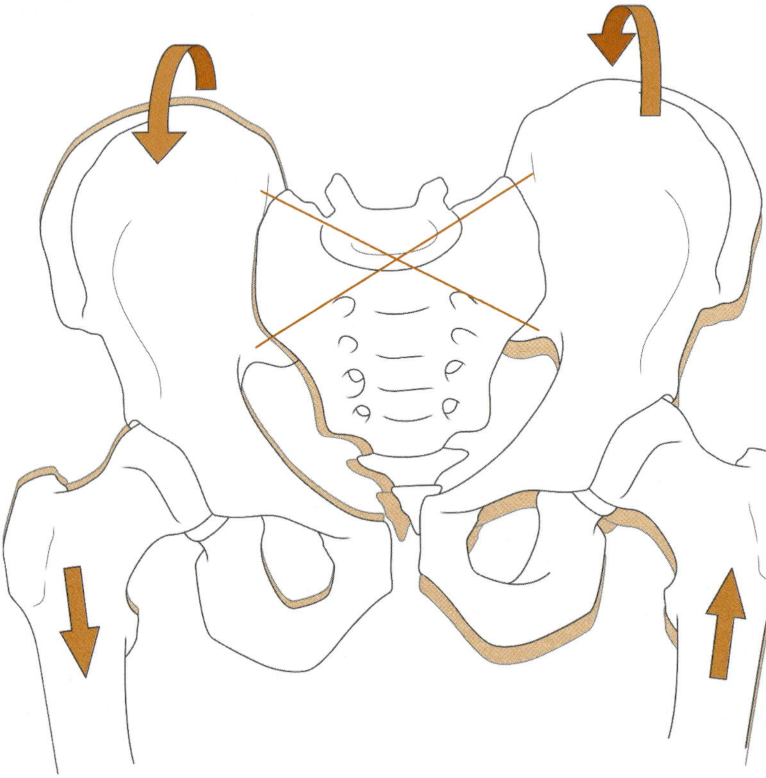

Figure 5.59. La capacité physiologique qu'a le bassin de se déformer lui confère d'importantes propriétés d'amortissement des forces en présence.

Si, sur cet anneau, on applique des forces de torsion, il va se déformer pour revenir à sa forme initiale dès l'arrêt des sollicitations. Nous restons évidemment dans le cadre privilégié où les forces en présence restent inférieures à celles qui pourraient déformer définitivement l'anneau (c'est la capacité de résilience). Il s'agit donc bien d'un mécanisme d'amortissement puisqu'en se déformant cet anneau a absorbé une grande quantité des forces qui s'appliquaient sur lui (figure 5.58).

Il en est de même pour le bassin, véritable anneau ostéoarticulaire, dont la capacité physiologique de se déformer lui confère des qualités indéniables d'amortissement des forces en présence (figure 5.59).

Ce phénomène de déformation de l'anneau pelvien n'est possible que grâce aux possibilités de torsion qu'a le sacrum autour des axes physiologiques.

L'abord de l'étude des contraintes dans le plan horizontal met en évidence un système d'amortissement composé par l'anneau ostéoarticulaire pelvien.

Lors de la marche

La marche (un cycle de pas complet) est une synthèse intéressante et complète de l'intervention des différents systèmes d'amortissement et de suspension que nous venons de découvrir :

- le mécanisme d'amortissement des forces est réalisé par le pubis lorsqu'il est sollicité en compression ;
- les mécanismes de suspension sont assurés par le pubis lorsqu'il est sollicité en cisaillement/torsion, mais aussi par les différents muscles, ligaments et manchons qui limitent les mouvements de nutation sacrée et iliaque ;
- enfin, l'anneau ostéoarticulaire pelvien, grâce à son pouvoir de déformation, est capable d'amortir les forces importantes que sont G et R.

À ces mécanismes réducteurs de contraintes peut être ajouté celui, très intéressant, de la variation constante de la longueur des membres. Cette variation cyclique de la longueur de la jambe a une triple fonction :

- compenser la flexion/extension des jambes et les mouvements latéraux du bassin afin de maintenir le centre de gravité le plus près possible d'une ligne horizontale (économie d'énergie) ;
- faciliter le passage du membre non porteur lors de la phase d'appui unipodal (économie d'énergie) ;
- absorber une partie importante des forces en présence lors de l'attaque du talon sur le sol (récupération d'énergie).

La marche est donc une activité particulièrement performante en matière de rendement énergétique :

- absorption des forces ;
- transformation et restitution de ces forces de manière à réduire l'activité musculaire motrice ;
- optimisation de la variation de hauteur du centre de gravité.

La *cinétique de la marche* est particulièrement économe en matière de dépense énergétique puisque la majorité des forces extérieures au système (G et R) sont transformées par les différents amortisseurs en forces motrices utiles et propres au système. Il suffit de marcher dans des conditions où R < G pour se rendre compte à quel point il est plus fatigant de marcher dans le sable mou que sur de l'asphalte.

Toute cette énergie absorbée, transformée et ensuite restituée lors de chaque pas est utile non seulement pour maintenir la parfaite mobilité de toutes les articulations formant l'anneau pelvien, mais aussi et surtout pour la restituer lorsque la dysfonction est présente (DOP ou DOS). En effet, lors de l'exécution de chaque pas, une impulsion thérapeutique va agir, à la manière d'une manipulation ostéopathique, dans le sens de l'amélioration de la mobilité articulaire. Voilà assurément un nouvel aspect insoupçonné du potentiel d'autoguérison de l'organisme (voir troisième principe de l'ostéopathie, p. 23).

Cette réflexion nous amène tout naturellement à évoquer la problématique de la semelle compensée tellement prescrite de nos jours. Il faut bien reconnaître que rares sont les « vraies jambes courtes » et surtout les « vraies jambes longues ». Elles sont en réalité, dans plus de 90 % des cas, la seule manifestation visible, pour les non-spécialistes, d'une dysfonction iliosacrée. Sous cet éclairage physioarticulaire, on comprend mieux l'impact destructeur du port de la semelle lorsqu'il n'est pas indiqué. Dans tous les cas de figure, même si la symptomatologie est temporairement améliorée, la talonnette inadaptée interrompt définitivement les mécanismes autocorrecteurs mis en place par l'organisme et les conséquences invalidantes ne tardent pas à se manifester.

Mobilité

La mobilité intrinsèque de l'anneau pelvien conditionne celle de l'organisme entier.

Mobilité de la hanche

La ceinture pelvienne est le point d'ancrage des membres inférieurs. Les articulations coxofémorales ont 3° de liberté ; ce sont des énarthroses, et les surfaces articulaires en présence sont sphériques. Le fémur décrit

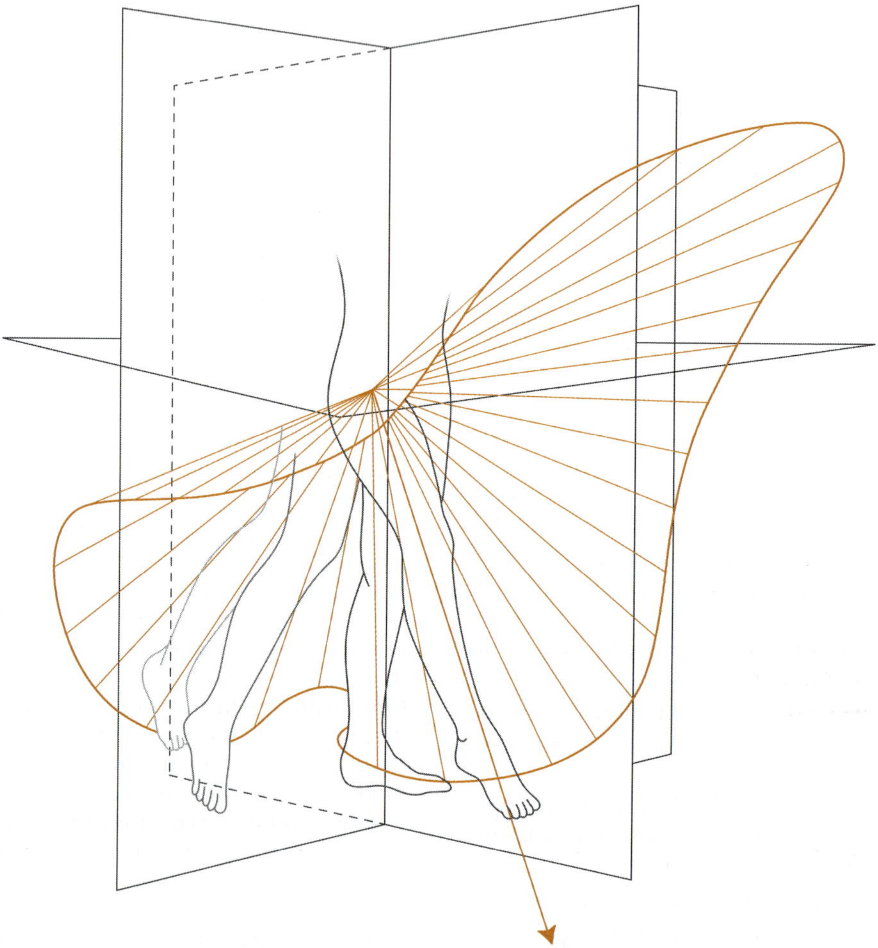

Figure 5.60. La mobilité importante de la hanche décrit dans l'espace un mouvement de circumduction (d'après Kapandji).

donc dans l'espace un important mouvement combiné de circumduction (figure 5.60).

Cette première particularité anatomique offre donc une importante mobilité à l'organisme.

Mobilité intrinsèque du bassin

Nous avons étudié la mobilité intrinsèque du bassin dans le paragraphe précédent. Nous en avons conclu que, grâce à elle :

- la marche n'altère pas la qualité des tissus (par la mise en place d'amortisseurs de contrainte) ;
- la marche est, d'un point de vue rendement énergétique, extrêmement favorable.

Cette seconde particularité anatomique permet donc à l'organisme d'être mobile longtemps et aussi souvent que nécessaire.

Équilibre

L'étude de l'architecture des différents éléments constituant le bassin nous a démontré combien celui-ci était *résistant* (forme des os, orientation des trabéculations osseuses, puissance des ligaments et efficacité des mécanismes protecteurs).

L'étude de la physiologie articulaire du bassin nous a fait découvrir les triples performances en matière de *mobilité :* son importance, sa qualité, son endurance.

Reste à comprendre pourquoi le bassin est l'élément indispensable au maintien de l'équilibre dans l'espace de notre organisme.

Le bassin offre d'importants bras de leviers aux différents haubans musculaires qui œuvrent en permanence au maintien de l'équilibre général, grâce à de nombreuses sollicitations qui sont de très faible intensité (moment des forces favorable).

Une autre raison, que nous aimons citer sans pour autant la développer, est le fait que le bassin soit suspendu sous le centre de gravité de l'organisme. En réalité, il serait plus judicieux de dire que le centre de gravité est posé sur le bassin, dont les qualités de mobilité et d'adaptation font que l'équilibre est maintenu.

En effet, grâce à cette particularité, le bassin peut toujours « se placer sous le centre de gravité », malgré les déplacements dans l'espace de ce dernier. Cela se fait à la manière de l'équilibriste cherchant à maintenir en équilibre un poids posé au sommet d'une perche (figure 5.61).

Remarque

Ces systèmes sont également très économes d'un point de vue rendement énergétique puisqu'ils maintiennent l'organisme en équilibre aussi longtemps que la fonction l'impose tout en lui permettant d'être mobile et résistant.

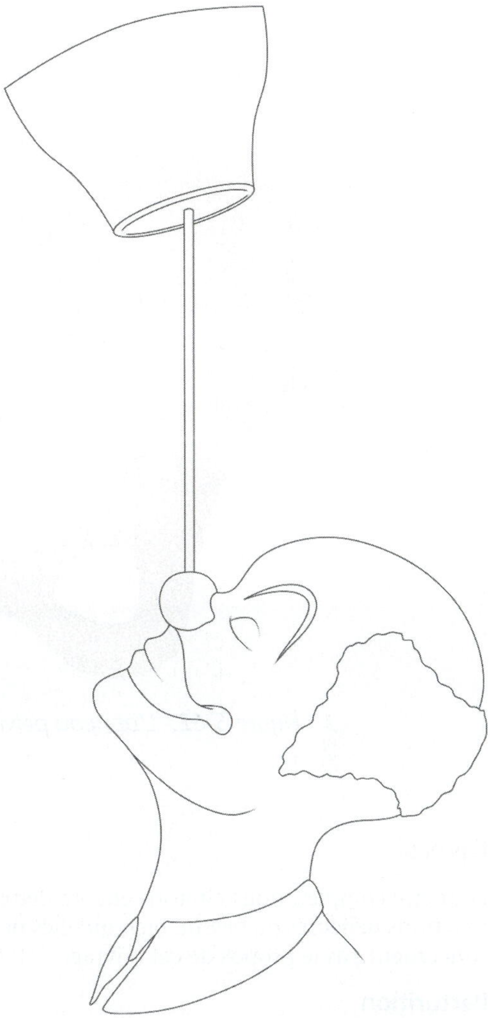

Figure 5.61. Grâce à la mobilité importante et au potentiel d'adaptation de la tête du clown dans l'espace, l'équilibre du système est maintenu.

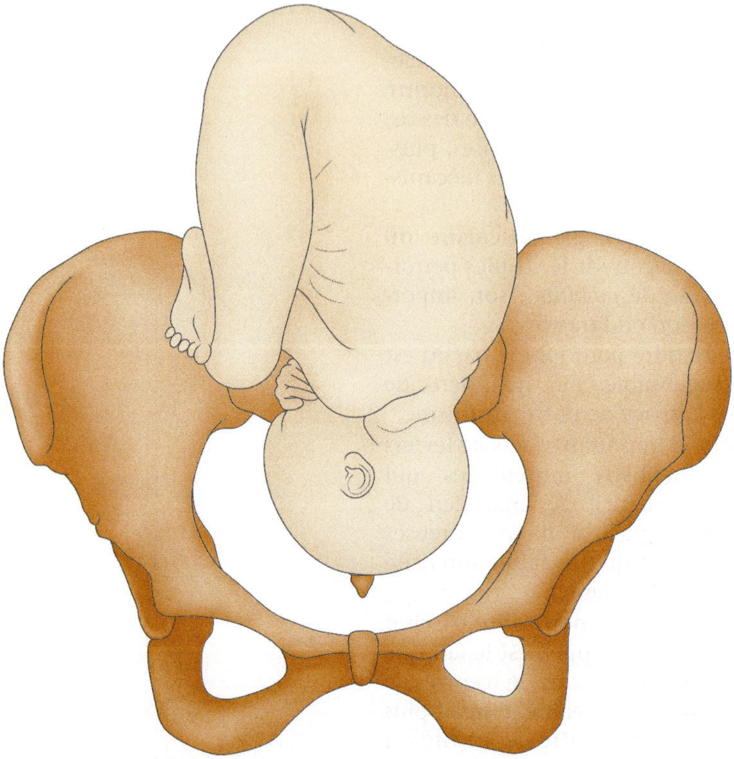

Figure 5.62. L'anneau pelvien et ses rapports avec le fœtus.

Divers

Pour être complet, nous citerons encore deux fonctions majeures du bassin, bien qu'elles ne concernent pas le propos de cet ouvrage.

Parturition

Grâce à sa morphologie adaptée, le bassin féminin optimise les fonctions de gestation du fœtus (figure 5.62) et de son expulsion lors de l'accouchement.

Contention des viscères

La valeur du mot « bassin » trouve tout son sens lorsqu'on évoque son rôle de contenant des viscères (figure 5.63).

Les parois et le plancher pelvien sont tapissés par différents tissus. Ce contenant ostéo-tissulaire autorise à la fois le soutien et la mobilité des éléments organiques et viscéraux.

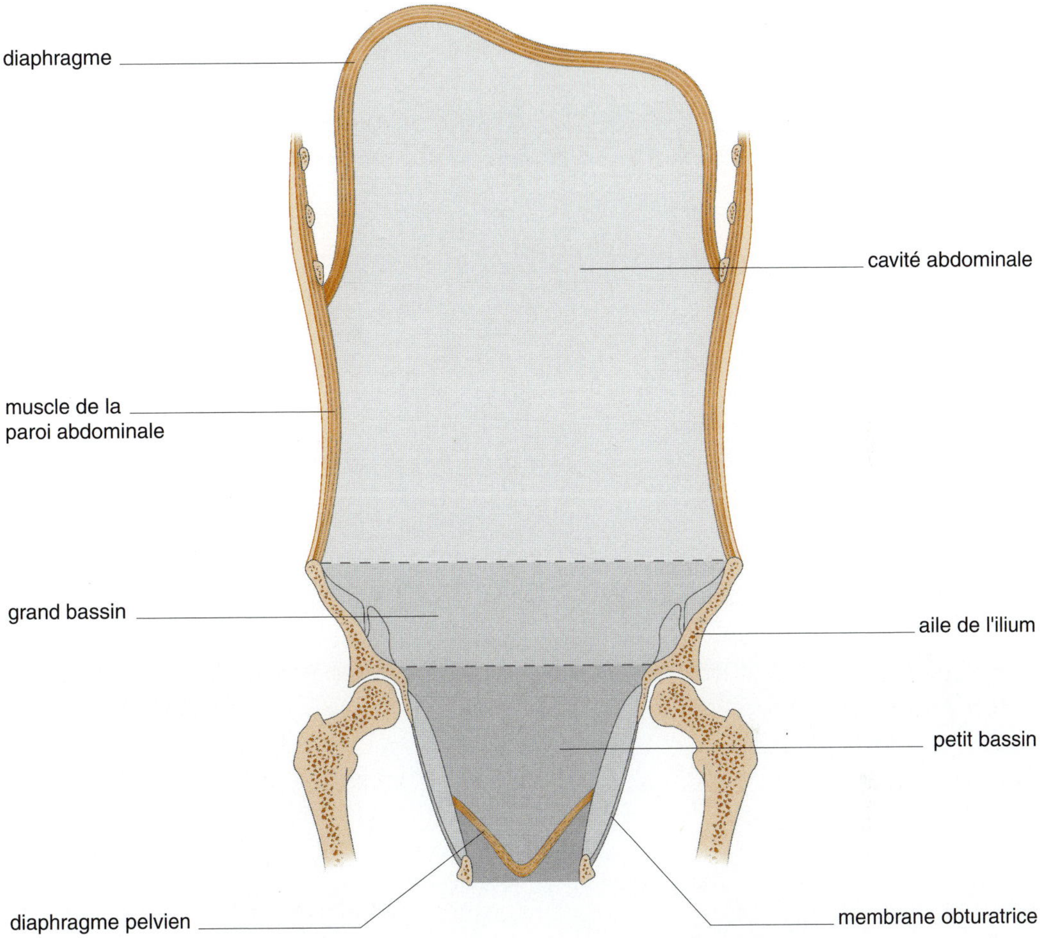

Figure 5.63. Le « bassin » dans son rôle de contenant.

Résumé

Parmi les différentes fonctions imparties à l'anneau pelvien, celle de pouvoir se déformer conditionne toutes les autres.

Ces déformations sont possibles par la mobilité intrinsèque de cet anneau qui se fait selon des lois de physiologie articulaire extrêmement bien définies et précises.

L'ostéopathe possède les outils et l'expérience pour apprécier cette mobilité et donc aussi pour constater un manque de mobilité. Bien plus encore, l'ostéopathe pourra, grâce aux tests qu'il utilise, avoir une idée extrêmement précise des contraintes subies par l'anneau pelvien. Cette véritable opportunité fournit des renseignements très utiles qui seront exploités lors de la démarche diagnostique, sujet du chapitre suivant.

Chapitre 6

Diagnostic ostéopathique

Chapitre 6
Diagnostic ostéopathique

Toute certitude est par essence contradictoire avec la philosophie de la recherche.

Pierre Joliot

Nous parvenons quelquefois, en poursuivant nos recherches, à trouver la vérité là où nous nous y attendions le moins.

Quintilien

Introduction

Lorsqu'on évoque l'ostéopathie, l'amalgame est presque naturel entre ce qu'elle est par essence même et l'image thérapeutique qu'elle représente aux yeux du public. Pourtant, si l'ostéopathie s'est rendue de plus en plus célèbre grâce à son identité thérapeutique, nul ne peut ignorer que c'est surtout par son concept diagnostique qu'elle se distingue.

En effet, s'il est vrai que les chemins diagnostiques convergent tous vers un même pôle, celui que l'ostéopathie emprunte est spécifique : elle recherche l'endroit, dans le corps, où structure et fonction ne sont plus en harmonie, et reconnaît à la main une aptitude d'écoute, d'appréciation et d'adaptation de tout premier ordre.

Comme pour tout autre profession médicale responsable, le diagnostic est le fondement de la procédure qui aboutira à l'application du geste thérapeutique. La qualité de la démarche diagnostique conditionne donc celle du traitement.

Il est évident que les outils diagnostiques classiques sont pour l'ostéopathe une source précieuse, voire irremplaçable dans certains cas, lorsqu'il appréhende le patient : analyses biologiques, examens radiologiques, etc.

Dans ce chapitre, nous évoquerons succinctement les différents outils utilisés classiquement par l'ostéopathe. Il existe une littérature de plus en plus riche et complète sur chacun des points qui seront évoqués et nous encourageons le lecteur à y recourir abondamment.

Dans le cadre de l'exercice de sa fonction, la responsabilité de l'ostéopathe est très grande. C'est la raison pour laquelle l'abord diagnostique du patient sera rigoureux.

En résumé :

- on pose un premier diagnostic d'exclusion qui établit les éventuelles contre-indications à la prise en charge ostéopathique ;
- on recherche l'étiologie physique ou structurelle (la DOP) ;
- on détermine l'outil thérapeutique le mieux adapté.

Pour démarrer le processus diagnostique, on va fort logiquement commencer par découvrir l'histoire pathologique du patient.

Les moyens pour y parvenir se complètent et sont communs aux différentes formes de la pensée médicale.

Anamnèse

L'anamnèse consiste à collationner et ensuite structurer les informations provenant de l'observation, l'écoute ou l'interrogatoire du patient.

Observer le patient

L'observation du patient débute dans la salle d'attente, avec la façon dont il est assis, la manière dont il se lève et vous aborde. Les attitudes, les positions antalgiques ou les éventuelles boiteries sont autant d'indices à collecter. Les expressions faciales du patient traduisent la crainte, la peur, la douleur, l'angoisse ou déjà le soulagement de se savoir pris en charge respectueusement.

Quelques éléments observés seront précisés ultérieurement : une cicatrice, une anomalie cutanée, une expression pathologique, le teint, etc.

Enfin, la poignée de main qui met le patient en confiance fournit les premiers éléments sur sa personnalité et sa vitalité.

Écouter le patient

Pour qu'un patient puisse s'exprimer, il doit être mis en confiance ; quelques mots d'encouragement ou de sympathie l'y aideront.

Il est toujours très instructif d'écouter le patient qui s'exprime librement. C'est lui qui, dans un premier temps, est maître de son discours. La manière dont il décrit spontanément sa pathologie ou ses symptômes est souvent riche d'enseignements.

L'écoute du patient est le préambule de la démarche sémiologique. L'interrogatoire viendra en complément. Ne dit-on pas que le patient « crie son diagnostic » à qui sait l'écouter ?

Interroger le patient

C'est l'ostéopathe qui, sur la base de la synthèse de l'écoute du patient, conduit l'interrogatoire. Il sera structuré et de plus en plus précis.

Très schématiquement, l'interrogatoire permet de grouper des informations sur la pathologie, mais aussi et surtout sur le patient. On peut, de la sorte, se faire une idée d'abord générale :

- du motif de la consultation ;
- des antécédents personnels :
  - maladies ;
  - accidents ;
  - interventions chirurgicales ;
  - gynécologie.
- des antécédents familiaux ;
- de l'hygiène de vie :
  - la consommation éventuelle d'alcool, de tabac, de médicaments ;
  - les horaires de travail, les loisirs ;
  - les habitudes alimentaires.
- de l'histoire de l'affection actuelle :
  - ancienneté du symptôme ;
  - durée ;
  - mode d'apparition ;
  - nature de la douleur éventuelle ;
  - localisation de la douleur ;
  - intensité ;
  - évolution.

Le comportement du patient pendant la phase d'écoute ou durant celle de l'interrogatoire est souvent révélateur de son inconscient (interactions psychosomatiques éventuelles).

Examen clinique

L'examen clinique, qu'il soit classique ou spécifique, doit être pratiqué avec rigueur de manière à collecter des signes objectifs de la maladie en les prenant tous en considération.

Il est important de comprendre que l'examen clinique réussi est celui qui a été complet et systématique. Ce serait une erreur de se reposer sur les qualités de palpation de la main, aussi bonne soit-elle, si la vigilance de l'ostéopathe est inappropriée ou si l'examen clinique n'est pas complet !

Palpation

La palpation est une qualité majeure dans l'approche thérapeutique en ostéopathie. Le sens du toucher est très développé chez les praticiens expérimentés. Fiable, il l'est autant que l'ouïe du musicien qui peut se passer d'un oscilloscope pour apprécier la justesse d'une note émise.

Structurellement, la palpation peut être superficielle ou profonde.

Palpation superficielle

La palpation superficielle ou épicritique permet à l'ostéopathe d'apprécier l'état de la peau et ses variations de température, d'humidité, de texture ou de tension.

Sous la peau, les tensions tissulaires sont perceptibles et leurs origines peuvent même être différenciées par l'ostéopathe expérimenté : toxinique, cicatricielle, chaîne tissulaire réactionnelle.

Palpation profonde

La palpation des tissus plus profonds ou des organes est davantage appuyée : viscères, muscles dans l'abdomen ou dans la région fessière par exemple.

La palpation comprend également les techniques de percussion, vibration, auscultation. Bien que celles-ci soient utilisées classiquement, l'ostéopathe ne peut les négliger. Elles donnent une information davantage anatomique que fonctionnelle : emplacement d'un organe, engorgement, nature du contenu, etc.

Remarque

Les deux types de palpation offrent des informations qui, recoupées et intégrées, donnent une vision mentale de la position dans l'espace de l'organe ou de l'articulation examinée, de son état fonctionnel et de sa mobilité.

Tests ostéopathiques spécifiques

Introduction

Le but ultime du diagnostic ostéopathique est de découvrir la ou les dysfonctions primaires qui sont, pour rappel, responsables de réactions tissulaires organisées.

Ces réactions tissulaires génèrent différents symptômes présents dans l'organisme à des endroits souvent éloignés physiquement de la cause elle-même. De plus, comme nous l'avons remarqué dans le chapitre 4, la manifestation clinique de la dysfonction est différente en localisation ou en intensité pour chaque individu.

Le symptôme n'est donc qu'un indicateur parmi tant d'autres, et il ne faut lui accorder qu'une importance relative.

Les ingrédients composant la dysfonction ostéopathique sont d'une part la structure et d'autre part la fonction. Fort logiquement, les ostéopathes ont, au cours du temps, mis au point des tests qui interrogent la structure ou la fonction. Il s'agit des tests dits « positionnels » et des tests de « mobilité ».

Ces deux grands groupes de tests, bien qu'incontournables, n'indiquent pas immédiatement l'emplacement de la dysfonction originelle. Ils ne sont que des outils et l'art du thérapeute consiste à bien s'en servir. Aucun test ne se suffit à lui-même pas plus qu'aucune approche diagnostique ne peut se suffire à elle-même. Au contraire, c'est la conjonction des différents tests et méthodes qui permet d'approcher la réalité anatomophysiopathologique.

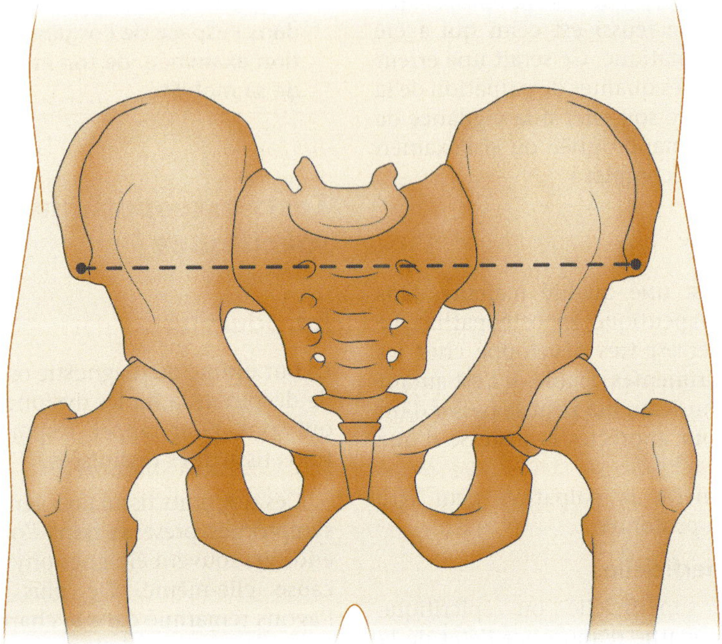

Figure 6.1. La hauteur des épines iliaques antérosupérieures est un élément de comparaison utile pratiqué lors de l'examen ostéopathique.

Il existe une troisième série de tests très utiles permettant, au regard de la symptomatologie, d'orienter l'ostéopathe vers la dysfonction primaire.

L'ensemble de ces tests touchant la sphère physique de l'organisme sont spécifiques à la philosophie ostéopathique et permettent de « remonter jusqu'à la source » de la pathologie, à la base même du conflit existant entre la structure et la fonction.

Tests positionnels

Parmi la somme des paramètres utiles à prendre en considération lors de la mise en route d'un processus diagnostique figure le positionnement des repères anatomiques.

Pratiquement, on compare un repère par rapport à son homologue ou par rapport à un autre point de référence (figure 6.1). Il s'agit donc d'un test relatif, simple et permettant de visualiser un désordre positionnel sans pour autant l'identifier ou présumer de sa cause.

Toutefois, le test positionnel ne répond pas aux questions suivantes.

- Entre les deux points repérés, quel est celui qui est normal ?
- La différence observée est-elle fonctionnelle ou morphologique ?
- La différence positionnelle est-elle le résultat d'un désordre primaire (DOP) ou secondaire (DOS) et adaptatif ?

Le test positionnel offre, comme son nom l'indique, un regard statique, comme le ferait une radiographie. Mais il ne peut être utilisé seul ; il est souvent le point de départ d'une réflexion de logique fonctionnelle (tests d'orientation d'abord, et tests de mobilité ensuite).

Tests d'orientation

Introduction

Comme son nom l'indique, le test d'orientation accompagne l'ostéopathe dans sa recherche de la dysfonction originelle.

Il existe une multitude de tests d'orientation. Ils reposent tous sur un support anatomophysiologique. Chaque thérapeute a, en fonction de sa sensibilité, son intérêt et son expérience, le choix du concept. Celui-ci fera alors partie de la « routine » utilisée par l'ostéopathe.

Le principe de ces tests d'orientation consiste à interroger l'organisme qui, en quelques étapes, guidera l'ostéopathe vers le territoire où se trouve la dysfonction recherchée.

Dans le chapitre précédent, nous avons vu à quel point l'anneau pelvien pouvait se déformer sous l'effet des contraintes qu'il subit. Lorsque l'organisme est au repos, la grande majorité des contraintes liées à l'activité motrice ont disparu et, en position couchée, elles sont réduites à leur plus simple expression. C'est donc à ce moment que l'anneau pelvien est le moins déformé et adopte sa potion neutre.

Autrement dit, lorsque, en position couchée, l'organisme étant au repos, les déformations de l'anneau pelvien sont visibles, il y a toutes les chances que ce soit les chaînes tissulaires réactionnelles (CTR) qui travaillent.

Dans son concept, l'intérêt de ce test d'orientation est triple :

- il est une illustration concrète de la théorie de la mobilité du bassin telle que proposée par Fred Mitchell ;
- il est logique et obéit à la loi qui lie la cause à son effet ;
- il est la manifestation pratique des trois principes de l'ostéopathie.

Cette méthode personnelle rapide et logique nous permet de « remonter » le long de la CTR, de comprendre les schémas d'adaptation de l'organisme pour, enfin, découvrir la DOP.

Lorsque nous avons étudié les déformations de l'anneau pelvien, nous avons été attentifs à la capacité qu'a la symphyse pubienne de se déformer. Cette articulation aux quatre degrés de liberté est très certainement celle qui, mieux que les autres, permet de s'adapter aux contraintes.

C'est la raison pour laquelle notre test débutera par une analyse de la symphyse pubienne dans deux plans de l'espace.

Remarque

La symphyse pubienne est une véritable fenêtre ouverte sur l'organisme qui nous permet d'observer l'activité discrète des chaînes tissulaires réactionnelles (CTR).

Plan frontal

Après avoir comparé la hauteur relative des deux branches pubiennes (figure 6.2), les questions suivantes se posent.

- Laquelle des branches pubiennes doit être prise en considération ? Est-ce la basse qui est en position normale ou trop basse, ou bien la haute qui est en position normale ou trop haute ?
- Le déplacement relatif d'une des branches pubiennes subit-il la tension tissulaire ou la provoque-t-il ?

C'est en interrogeant les tissus périarticulaires que nous pourrons répondre à ces questions.

Tensions suspubiennes sur pubis inférieur à droite

Ces tensions sont représentées à la figure 6.3.

Analyse

La branche pubienne droite est descendue. L'augmentation de la tension dans les grands droits de l'abdomen à droite est un témoignage de l'activité du mécanisme d'autocorrection.

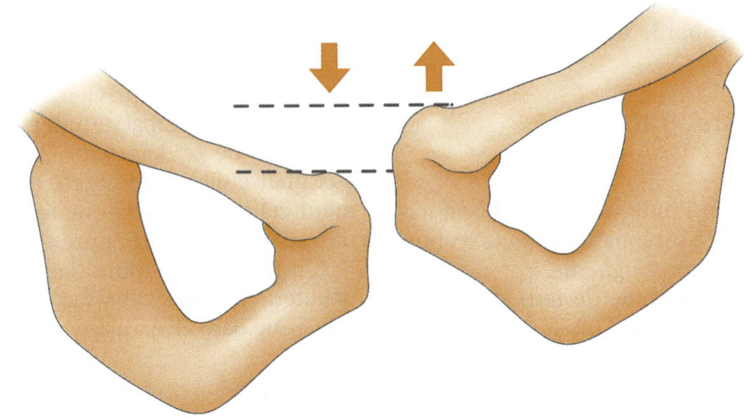

Figure 6.2. Test de la hauteur relative des branches pubiennes dans le plan frontal.

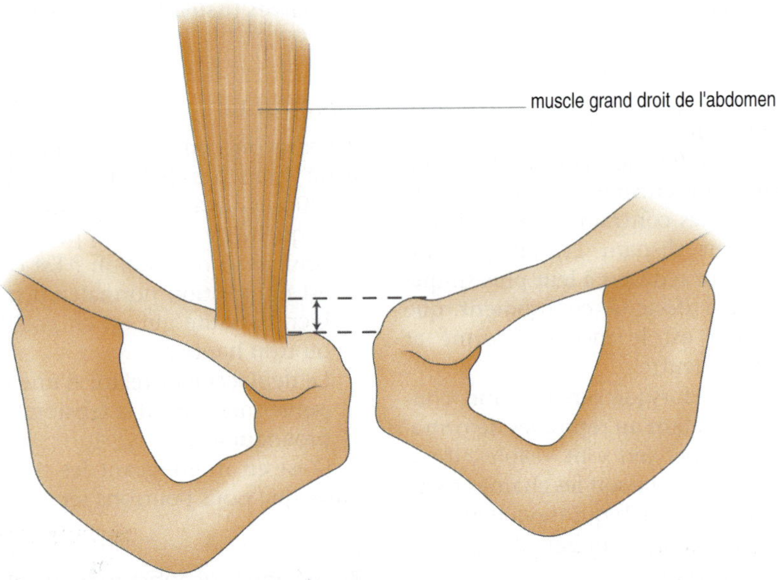

Figure 6.3. Les tensions tissulaires suspubiennes sont marquées à droite.

Interprétation

Deux causes différentes peuvent expliquer ce phénomène :

- une dysfonction primaire de la jonction iliosacrée (ilium antérieur) : conséquence d'un traumatisme par exemple ;
- une dysfonction iliosacrée (ilium antérieur) secondaire (figure 6.4) l'ilium est maintenu en rotation antérieure par des tensions postérieures (par exemple, les muscles grand dorsal ou carré des lombes).

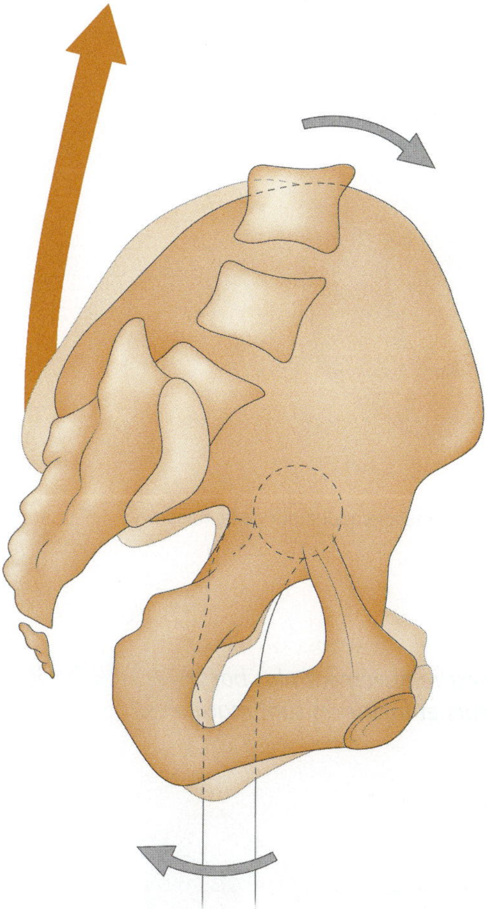

Figure 6.4. La contre-nutation iliaque est maintenue par les tensions postérieures.

Le diagnostic différentiel manuel (test de mobilité) va orienter très vite vers l'une ou l'autre possibilité :

- dans le cas de la DOP, elle est vite découverte, analysée et traitée ;
- dans le cas de la DOS, l'investigation va se poursuivre selon la même logique binaire : pourquoi ce muscle ou groupe de muscles est-il sous tension ? Étape par étape, l'ostéopathe va vite trouver la réponse dans la partie supérieure droite de l'organisme (clavicule, épaule, thorax, articulations costovertébrales, etc.).

Tensions sus- et infrapubiennes sur pubis inférieur

Dans ce cas, l'examen palpatoire met en évidence des tensions tissulaires à la fois inférieures (droit interne ou adducteur de la jambe) et supérieures (figure 6.5).

Analyse

La branche pubienne droite s'est abaissée par l'action des muscles inférieurs. En réaction, le muscle grand droit de l'abdomen augmente sa tension de manière à contrôler le mouvement de descente de la branche pubienne et à répartir l'effort d'autocorrection.

Dans ce cas de figure, la DOP est recherchée dans les loges antérieures du membre inférieur droit. Le même raisonnement permet très rapidement de préciser son emplacement :

- une blessure musculaire rapidement localisée ;
- une dysfonction articulaire (genou, cheville, etc.).

Tensions infrapubiennes sur pubis supérieur

La palpation met en évidence une tension marquée dans les muscles inférieurs, alors que la branche pubienne est supérieure (figure 6.6).

Analyse

Dans ce cas, la tension tissulaire joue clairement son rôle d'autocorrection en tentant d'abaisser la branche pubienne.

Deux causes sont possibles pour expliquer ce phénomène :

- une DOP dans la zone de l'articulation sacro-iliaque (par exemple un ilium postérieur) : conséquence d'un traumatisme, entre autres ;
- une dysfonction iliosacrée (ilium postérieur) secondaire : l'ilium est maintenu en

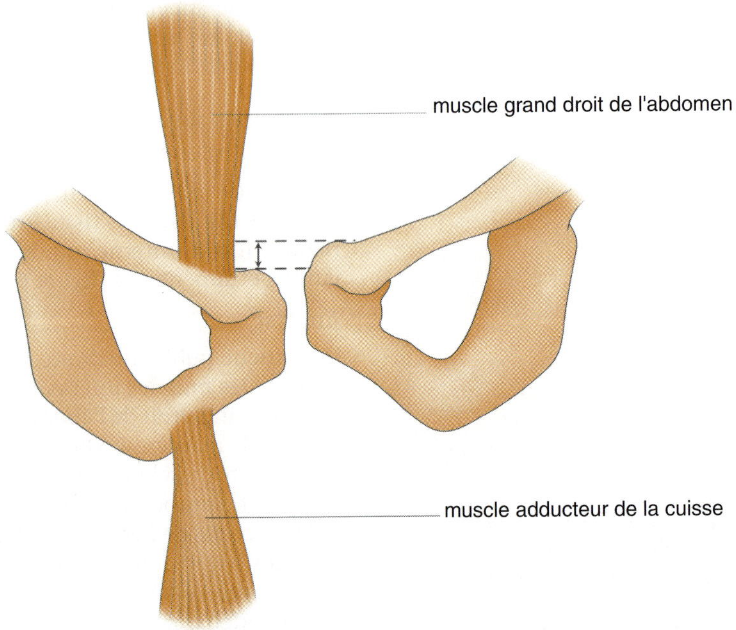

Figure 6.5. La branche pubienne est relativement plus basse – les tensions dans les muscles supérieurs et inférieurs sont marquées.

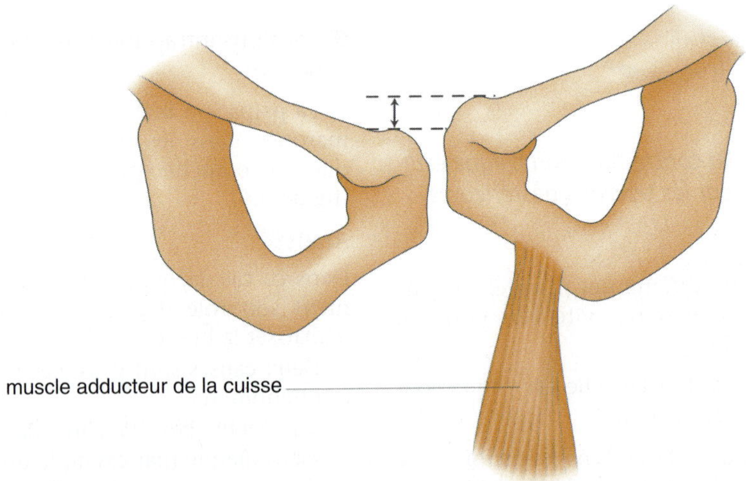

Figure 6.6. La branche pubienne gauche est relativement plus haute et la tension dans les tissus infrapubiens est marquée.

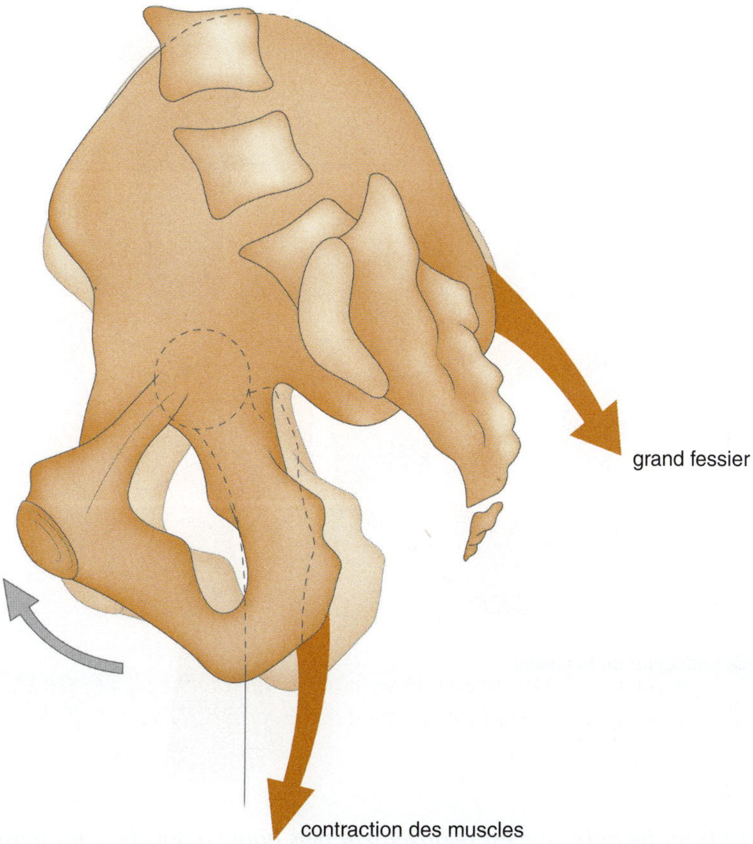

Figure 6.7. Les muscles postérieurs de la cuisse maintiennent l'ilium en nutation.

rotation postérieure par la contraction des muscles postérieurs de la cuisse (ischio-jambiers par exemple) (figure 6.7).

La même logique détermine la suite de la procédure.

- Le muscle faisant partie du groupe des ischio-jambiers est-il contracturé isolément ? Si oui, il s'agit d'une blessure intramusculaire ou d'une conséquence neurologique dont la cause est à rechercher dans la colonne lombaire.
- En revanche, si la contraction du muscle postérieur de la cuisse est un maillon d'une chaîne réactionnelle plus étendue, la dysfonction sera trouvée dans une articulation du membre inférieur (rotation du genou, translation latérale du genou, blocage de la mortaise tibiale inférieure, etc.).

Tensions sus- et infrapubiennes sur pubis supérieur

Dans ce cas de figure, l'examen palpatoire révèle des tensions tissulaires sus- et infrapubiennes plus marquées (figure 6.8).

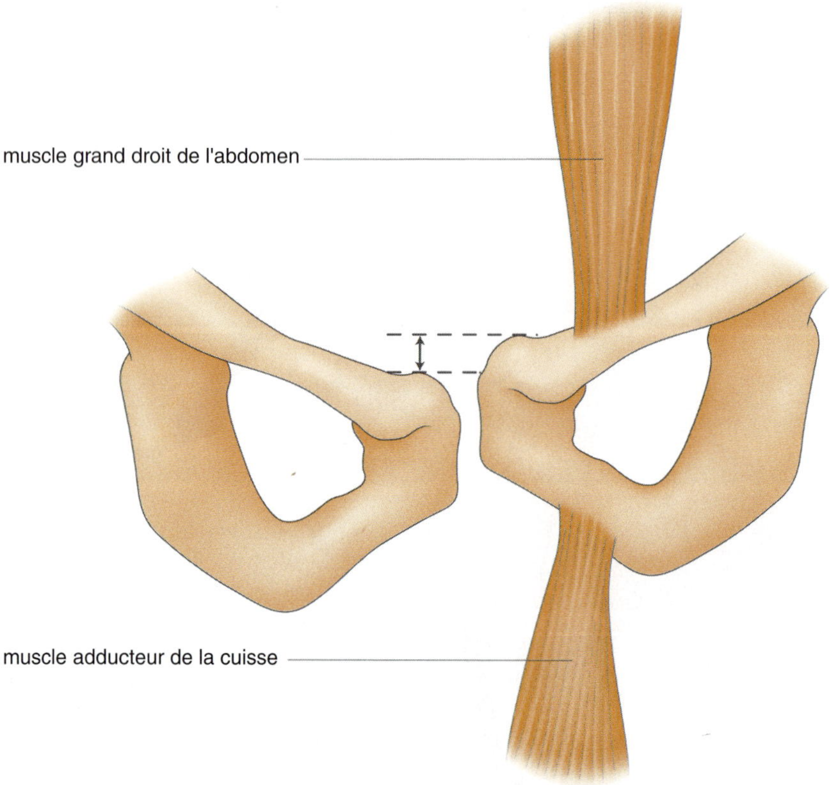

Figure 6.8. La branche pubienne est relativement plus haute à gauche – les tensions dans les muscles supérieurs et inférieurs sont marquées.

Analyse

La tension des muscles suspubiens (grand droit de l'abdomen) élève la branche pubienne pendant que les muscles infrapubiens contrôlent cette élévation.

L'origine des tensions tissulaires nous permet d'investiguer davantage dans les zones inférieure et moyenne du tronc.

Deux causes sont possibles pour expliquer ce phénomène :

- une blessure intramusculaire de la paroi abdominale, une contracture isolée ou une altération neurologique (rechercher segment vertébral) ;
- une dysfonction articulaire thoracique.

Il est nécessaire d'affiner la recherche en utilisant la même logique. Le périmètre de recherche va s'affiner de plus en plus, et les tests de mobilité pointeront très rapidement la dysfonction responsable de la CTR. Dans ce cas de figure, l'investigation concerne toute la mécanique respiratoire et tous les paramètres qui l'influencent (neurologiques, musculaires, articulaires ou organiques).

Plan horizontal

Autour des axes verticaux latéraux (axes mécaniques), l'anneau pelvien peut se déformer. Nous observerons dans ce cas une branche pubienne relativement plus antérieure que son homologue (figure 6.9).

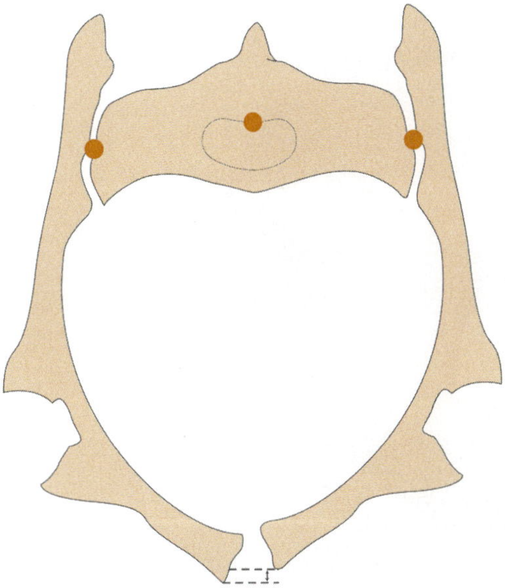

Figure 6.9. Déformation de l'anneau pelvien dans le plan horizontal autour des axes verticaux.

Utilisant toujours la même logique qui consiste à rechercher la cause en fonction de l'effet observé, nous allons analyser, à titre d'illustration, deux cas de figure ci-après.

Bien entendu, en réalité, la déformation de l'anneau pelvien se fait d'une manière globale, dans les différents plans de l'espace. La précision de notre analyse va dépendre de la qualité de la palpation et de la capacité d'intégrer les données. Celles-ci sont très utiles pour construire une image tridimensionnelle et avoir ainsi une vision réaliste des mécanismes d'adaptation utilisés par l'organisme.

Physiologiquement, le mouvement d'élévation de la branche pubienne s'accompagne d'un mouvement d'antériorisation (figure 6.10). Inversement, une branche pubienne basse est relativement postérieure. Cette notion importante ne peut être perdue de vue lors de l'examen palpatoire.

Les mouvements simples (non combinés) autour des deux axes verticaux du sacrum se produisent presque exclusivement lors des mouvements de rotation de la hanche et du membre inférieur. La contraction des muscles rotateurs externes de la hanche antériorise la branche pubienne, et celle des muscles rotateurs internes la postériorise (figure 6.11).

Toutefois, la contraction isolée du muscle psoas postériorise également la branche pubienne (figure 6.12).

La branche pubienne droite est antérieure

Analyse différentielle

Si la branche pubienne est antérieure (figure 6.13) et que la jambe est en position de rotation relativement externe, c'est le muscle pyramidal qui est concerné et il peut l'être pour plusieurs raisons.

- La tension est isolée. Le muscle est irrité, blessé, mal vascularisé ou mal innervé. Les deux points d'insertion sont rapprochés, la rotation de la jambe est en position de rotation externe, et la torsion du sacrum est de type antérieur sur axe droit (D/D).
- La tension est intégrée dans une CTR qui a pour but de :
  - corriger une dysfonction d'ordre sacro-iliaque comme une torsion gauche sur axe gauche ou une torsion gauche sur axe droit (établir un diagnostic articulaire précis) ;
  - corriger une rotation interne de la hanche.

Tout étant relatif, si les paramètres sont normaux à droite, les tests s'orientent vers la branche gauche qui est postérieure.

La branche pubienne droite est postérieure

Analyse différentielle

Si la branche pubienne est postérieure (figure 6.14) et que la jambe est en position de rotation relativement interne, ce sont les

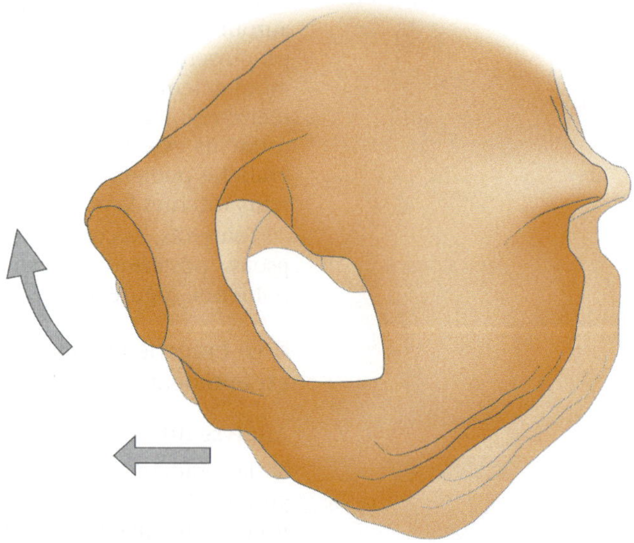

Figure 6.10. Lorsque l'illium se postériorise dans un mouvement de nutation, la branche pubienne s'élève et s'antériorise.

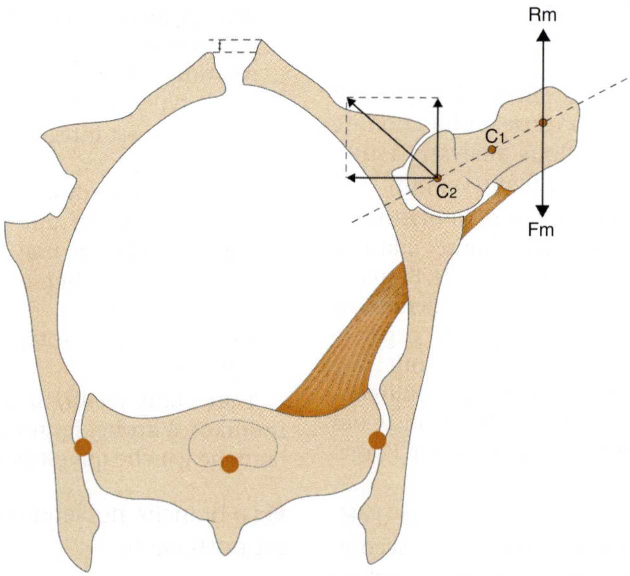

Figure 6.11. La contraction des muscles rotateurs externes de la hanche antériorise la branche pubienne. La contraction des muscles rotateurs internes de la hanche postériorise la branche pubienne.

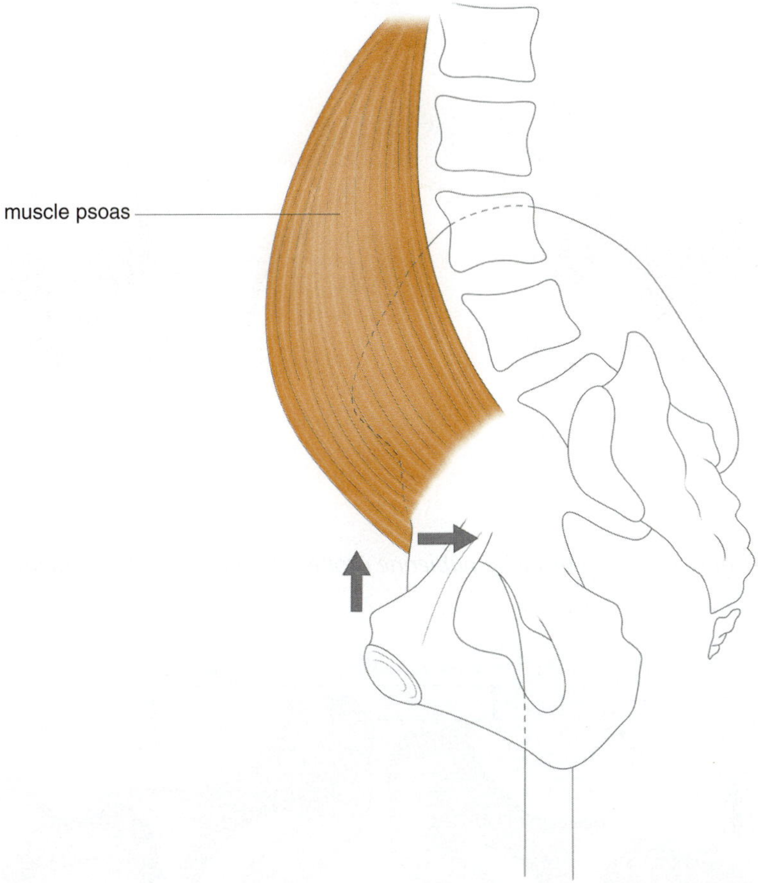

Figure 6.12. En raison de son appui sur la branche iliopubienne, le psoas la postériorise.

muscles rotateurs internes qui sont concernés. Ils peuvent l'être pour plusieurs raisons.

- La tension est isolée.
  - Le ou les muscles sont irrités, blessés, mal vascularisés ou mal innervés. Les deux points d'insertion sont rapprochés, la rotation de la jambe est en position de rotation interne.
  - La zone sacro-iliaque est en cause (à confirmer par les tests de mobilité).
  - La dysfonction se trouve dans le membre inférieur (genou ou cheville).
- La tension est intégrée dans une CTR :
  - la CTR a pour but de corriger une dysfonction d'ordre sacro-iliaque comme une torsion gauche sur axe gauche ou une torsion gauche sur axe droit (établir un diagnostic articulaire précis) ;
  - si la jambe est en rotation externe, les muscles rotateurs internes contrôlent l'action des muscles rotateurs externes (ils sont les maillons d'une CTR).

Enfin, le muscle psoas peut être impliqué dans la postériorisation de la branche pubienne.

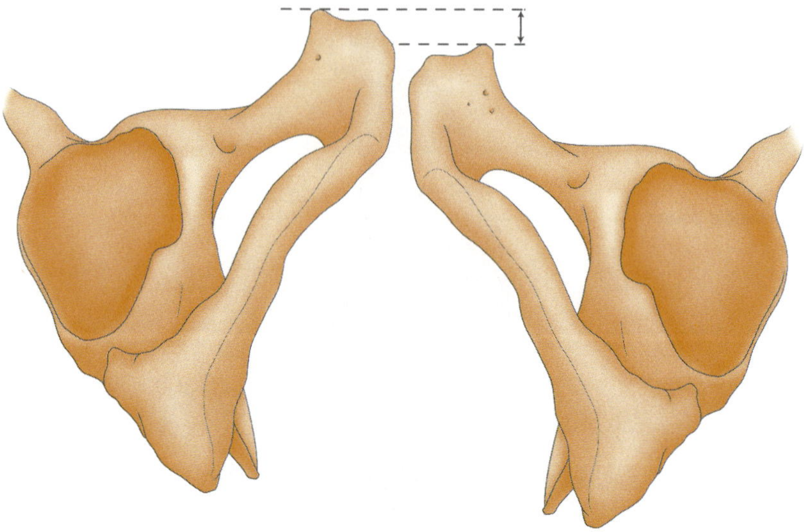

Figure 6.13. La branche pubienne droite est relativement antérieure.

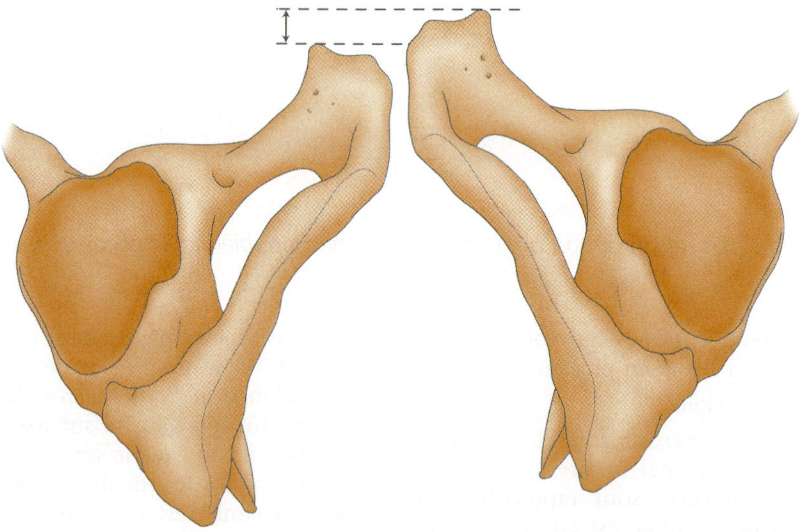

Figure 6.14. La branche pubienne droite est relativement postérieure.

Remarques

Lorsque les dysfonctions concernent l'anneau pelvien lui-même :

– les déplacements des branches pubiennes dans le sens vertical (plan frontal) nous orientent vers une dysfonction iliosacrée (forces montantes de réaction du sol) ;

– les déplacements des branches pubiennes sont antéropostérieurs (plan horizontal) et nous orientent préférentiellement vers une dysfonction sacro-iliaque (forces gravitationnelles descendantes).

À la manière des panneaux indicateurs, les tests d'orientation nous conduisent, étape par étape, vers une dysfonction ostéopathique primaire (DOP) « dominante », puisque c'est elle qui utilise le plus intensément le potentiel d'autoguérison par la sollicitation des CTR. Une fois la dysfonction découverte et traitée, la même procédure est recommencée jusqu'à ce que les différentes dysfonctions primaires soient traitées.

Les tests d'orientation permettent de découvrir, page après page, l'histoire tissulaire du patient !

Conclusions

Nous avons présenté extrêmement brièvement une méthode logique qui, partant des déformations de l'anneau pelvien, nous permet de suivre le cheminement des CTR jusque dans la zone dysfonctionnelle recherchée.

Cette méthode peut être développée dans les moindres détails, ce qui ne peut être fait dans le cadre de cette publication.

Pour y parvenir, il « suffira » de faire confiance aux tissus. Eux seuls nous guident objectivement dans ce labyrinthe tridimensionnel dans lequel tous les chemins sont à la fois possibles et différents. Il est donc important de ne pas imaginer des tensions tissulaires là où notre logique aimerait qu'elles soient présentes.

Le test d'orientation est une analyse fonctionnelle qui débute par le test positionnel et qui se précise par le test de mobilité.

Tests de mobilité

Les tests de mobilité articulaire sont des tests spécifiques de la philosophie et de la pratique ostéopathiques. Ils sont utilisés une fois la zone articulaire découverte. Ils permettent de préciser et de qualifier tous les paramètres de la dysfonction ostéopathique. Ces tests sont importants et même déterminants puisque c'est grâce à eux que le thérapeute peut écarter une éventuelle contre-indication ou opter pour la technique correctrice la plus appropriée ainsi que la manière de l'exécuter. Les tests de mobilité permettent à l'ostéopathe d'apprécier l'harmonie existant entre une structure et la fonction qui lui est liée. Ils sont donc généralement pratiqués à la fin du processus diagnostique et confirment ou infirment le cheminement parcouru.

Il existe deux grandes catégories de tests de mobilité : les tests spontanés et induits.

Test de mobilité spontané

Dans ce cas, l'ostéopathe se place en observateur. Il « écoute » et analyse le mouvement lorsqu'il se produit. Ce test s'adresse particulièrement aux fonctions articulaires vitales, c'est-à-dire celles qui ne s'interrompent pas lorsque l'organisme est au repos (respiration, mouvements organiques).

Test de mobilité induit

L'ostéopathe induit le mouvement et apprécie sa quantité (amplitude de la mobilité sur les différents axes de mouvements articulaires) ainsi que sa qualité (la facilité d'exécution du mouvement appelé « l'aise »).

Techniquement, ce test est actif ou passif.

- Test actif : le patient exécute le mouvement.
- Test passif : l'ostéopathe induit le mouvement et apprécie son amplitude, son aise, la qualité de la limite articulaire, etc.

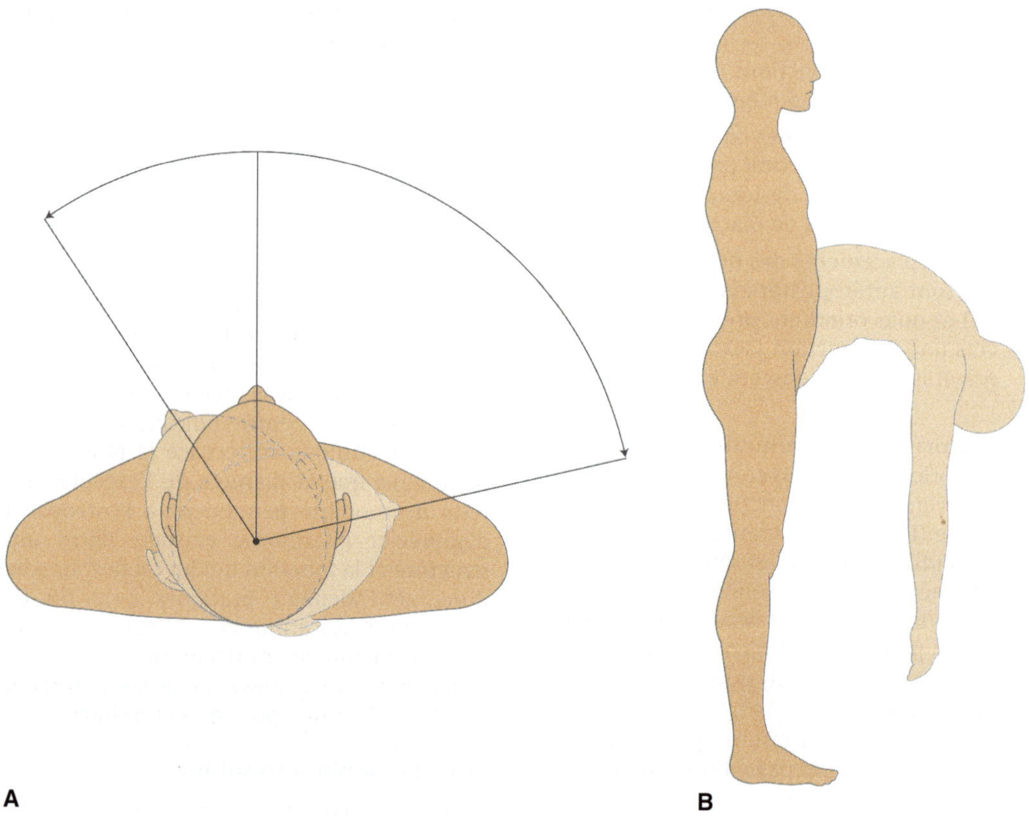

Figure 6.15. Exemples de tests de mobilité globale, plurisegmentaires.

Il est possible de subdiviser les tests de mobilité induits en deux groupes complémentaires.

Tests de mobilité globaux

Ces tests concernent un mouvement pluriarticulaire et déterminent plus globalement une fonction articulaire, rotation de toute la nuque, flexion/extension du tronc ou élévation de l'épaule (figure 6.15).

Ces tests indiquent une large zone conflictuelle mais n'en précisent pas la nature.

Tests de mobilité articulaire spécifiques

Ces tests, aussi précis que subtils, nécessitent une grande expérience et une grande écoute de la part de l'ostéopathe. Fiables et reproductibles, ils analysent les plus petits mouvements articulaires comme peuvent l'être les mouvements mineurs. Les mouvements majeurs, nettement plus faciles à percevoir, ne nécessitent pas d'aptitudes particulières de la part de l'examinateur pour être perçus.

Cette sensibilité palpatoire est propre à l'ostéopathe qui l'a travaillée et développée.

Elle lui permet de poser un diagnostic articulaire bien défini, en parfaite adéquation avec la physiologie articulaire.

De la qualité du diagnostic articulaire dépendra celle du geste technique exécuté dans le cadre du traitement.

Il est utile de rappeler que, pour l'ostéopathe, la sémantique du mot « articulaire » ne se limite pas à la définition classique selon laquelle deux os entourés de cartilage et unis par des ligaments se mobilisent entre eux. Ce terme s'adresse plus largement aux tissus qui entretiennent entre eux une mobilité, comme cela peut être le cas entre les organes et les tissus se trouvant dans leur périphérie directe.

Conclusion

La recherche par l'abord physique et structurel de la pathologie est une spécificité ostéopathique inaliénable qu'il convient d'intégrer dans une démarche diagnostique plus globale.

- L'observation et l'interrogatoire sont les premiers contacts avec le patient. Un cadre général est posé autour du motif de la plainte, des circonstances liées à son apparition ou à son contexte.
- L'examen clinique général permet de situer le symptôme par rapport aux grands systèmes biologiques, physiologiques et physiques afin d'établir une éventuelle corrélation.
- En respectant la stricte application de la règle reliant la cause à l'effet, les tests d'orientation manuels guident l'ostéopathe vers la zone dysfonctionnelle. Simultanément, les éléments objectifs sont confrontés de manière à établir un diagnostic a minima ou d'exclusion.
- Les examens physiques spécifiques (tests positionnels ou de mobilité) caractérisent de plus en plus précisément la dysfonction.
- Les tests positionnels comparent la position de deux structures mais ne préjugent pas de la nature de la dysfonction éventuelle.
- Les tests de mobilité permettent un examen très subtil et précis de l'articulation dysfonctionnelle. Ils sont pratiqués lorsqu'il est définitivement acquis que le patient peut bénéficier d'un traitement ostéopathique. Les tests de mobilité renseignent le praticien sur le type d'outil thérapeutique à mettre en œuvre (indications et contre-indications techniques) et sur la manière de les utiliser.

Chapitre 7

Traitement ostéopathique

Chapitre 7
Traitement ostéopathique

Je ne sais si cela se peut, mais je sais bien que cela est.

Molière

La médecine est une opinion.

Massimo Bontempelli

Introduction

Dans les chapitres précédents, nous avons présenté le concept ostéopathique aussi complètement que possible : la dysfonction ostéopathique, les réactions tissulaires organisées et, enfin, le potentiel d'autoguérison et d'adaptation que possède l'organisme.

La philosophie ostéopathique est fondée sur les sciences fondamentales que sont l'anatomie, la physiologie, la biologie et la biomécanique. Pourtant, l'ostéopathie se distingue des autres courants de la pensée médicale par une approche identitaire caractérisée par sa logique, son approche diagnostique et sa pratique thérapeutique. L'ostéopathie n'est donc pas une « technique » médicale mais une médecine dans le sens étymologique du terme. Cela veut aussi dire qu'elle est complémentaire de la médecine traditionnelle moderne, même si la physiologie et, surtout, la pathologie sont appréhendées avec une approche différente.

L'hyperspécialisation segmentaire pratiquée en médecine classique est finalement complémentaire de l'approche holistique prônée par la philosophie ostéopathique. Remarquons que l'évolution des mentalités va très clairement dans ce sens : l'opposition jadis très radicale marque le pas sur la complémentarité, le respect des points de vue et des compétences.

Toutefois, la thérapeutique ostéopathique existe. Elle est spécifique autant par son approche philosophique que par sa technicité. Concernant cet aspect technique, nous proposons de brosser, dans ce chapitre, un tableau récapitulatif des outils thérapeutiques structurels et fonctionnels les plus usités.

Nous devons constater qu'une grande confusion existe, chez le public peu informé, entre, d'une part, le « concept médical ostéopathique » et, d'autre part, les outils thérapeutiques utilisés. Il ne faut pas réduire l'ostéopathie à une technique ; l'ostéopathie n'est pas que du « crânien » ou que du « viscéral », et « manipuler une vertèbre », ce n'est pas de l'ostéopathie ! En revanche, une multitude d'outils, dont ceux que nous venons de citer, font partie de l'arsenal technique utilisé par les ostéopathes. La médecine classique ne peut pas davantage être réduite dans sa définition à la prescription de piqûres ou d'antibiotiques...

Cela nous conduit à proposer la réflexion suivante : il n'existe pas plus de contre-indications en ostéopathie qu'il n'en existe en médecine officielle classique. Cependant, pour les deux types de médecine, les outils thérapeutiques utilisés ont des indications cliniques et donc aussi de nombreuses non-indications. L'arsenal thérapeutique médical ou ostéopathique est comme une caisse à outils. Chacun a sa fonction. L'art du thérapeute est semblable à celui de l'artisan qui saura les utiliser à bon escient, justement, intelligemment, respectueusement et en toute innocuité.

Les techniques dites « structurelles »

Introduction

Les trois principes que nous avons décrits au début de cet ouvrage (voir chapitre 3) sont le fondement de la philosophie ostéopathique. Plus concrètement, ils gouvernent les démarches diagnostique et thérapeutique.

La loi « de la cause et de son effet » qui a guidé le protocole diagnostique spécifique est dérivée du premier principe de l'ostéopathie qui établit l'interrelation existant entre la structure et la fonction.

Selon l'abord thérapeutique que le type de dysfonction impose, la technique utilisée s'adressera soit à la structure, de manière à réguler une fonction, soit à la fonction pour pouvoir corriger la structure.

En schématisant d'une manière presque caricaturale, on peut théoriquement dire que les techniques structurelles s'adressent préférentiellement aux dysfonctions ostéopathiques primaires (DOP), tandis que les techniques fonctionnelles concerneront davantage le traitement des dysfonctions ostéopathiques secondaires (DOS).

L'horloger possède lui aussi ces deux catégories d'outils selon la nécessité d'intervenir structurellement sur un élément mécanique ou celle d'opérer un réglage fonctionnel.

Manipulations articulaires

Historique

Les manipulations articulaires et, plus encore, « la » manipulation vertébrale sont souvent considérée à tort comme étant « le tout ostéopathique », alors qu'en réalité elles ne représentent, comme nous l'avons déjà évoqué, qu'une technique thérapeutique parmi beaucoup d'autres. Autrement dit, lorsqu'on manipule une articulation de manière symptomatique, en dehors de tout contexte sémiologique ou de toute approche diagnostique globaliste et cohérente, ce n'est pas de l'ostéopathie.

Les manipulations sont très anciennes et ont été pratiquées par différentes civilisations antiques aux quatre coins de la planète.

Les techniques manipulatives ont ensuite été développées et codifiées par deux hommes :
- Andrew Taylor Still qui, vers les années 1875, a structuré les techniques dites « de grande amplitude et de basse vélocité » ;
- Daniel David Palmer, fondateur de la chiropraxie, qui, une vingtaine d'années plus tard, s'est davantage intéressé aux techniques dites « de faible amplitude et de haute vélocité ».

Actuellement, les différents praticiens de médecine physique (ostéopathie, chiropraxie, médecine manuelle, etc.) utilisent sans distinction ces techniques complémentaires que nous allons détailler.

Techniques manipulatives

Le but d'une manipulation, quelle que soit la technique utilisée, est de restaurer la mobilité articulaire physiologique. Il s'agit donc d'un acte réfléchi qui est le légitime aboutissement du processus diagnostique.

Pour pouvoir « restaurer » la mobilité physiologique, il faut la connaître parfaitement, se la représenter dans les trois plans de l'espace mais, bien plus encore, pouvoir détecter les moindres troubles articulaires qui témoignent de la dysfonction et la qualifient. S'il est possible et relativement facile d'étudier et de comprendre la théorie physiologique, il est beaucoup plus difficile de percevoir un trouble, de pouvoir l'analyser, le comprendre et ensuite le corriger. Cela fait partie intégrante de l'« art de guérir », subtile harmonie entre ce que le thérapeute sait et sait faire.

Les techniques appliquées seront :

- directes lorsque les forces correctrices s'adressent directement à la dysfonction articulaire ;
- indirectes lorsque les forces correctrices mises en jeu s'adressent aux articulations sus- ou sous-jacentes par rapport à celle qui est dysfonctionnelle.

Manipulation à basse vélocité et de grande amplitude

Le principe consiste à utiliser un long bras de levier entre l'articulation à traiter et le point d'application de la force correctrice exercée par le manipulateur (figure 7.1).

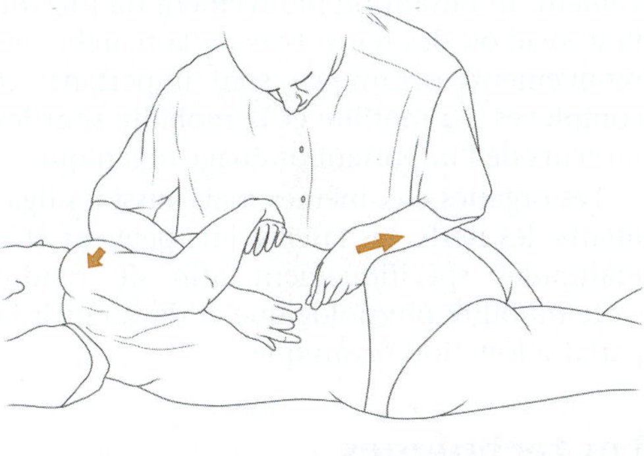

Figure 7.1. Exemple de manipulation vertébrale utilisant une haute amplitude (bras de levier important) et une basse vélocité.

Cette technique peut être utilisée en mode direct ou indirect.

Manipulation à basse vélocité et de faible amplitude

Il s'agit d'une technique de décoaptation articulaire, comme celle qui consiste à « faire craquer » ses doigts.

Manipulation à haute vélocité et de faible amplitude

Appelée communément le *thrust*, cette manipulation passive agit directement dans le sens de la correction de la dysfonction articulaire.

La haute vélocité permet à la fois de mobiliser structurellement des surfaces articulaires tout en étirant les tissus périarticulaires. Cette action mécanique est accompagnée d'une réaction neurologique par sollicitation de voies réflexes agissant localement sur les tissus périarticulaires ou à distance de ceux-ci (liens fluidique et neurologique).

Parce que le bras de levier utilisé est réduit (faible amplitude), la manœuvre ne mobilise pas les structures anatomiques au-delà de la limite physiologique du mouvement.

Remarques

La haute précision lors de l'exécution de la manipulation dépend de celle de la mise en tension et de la qualité du verrouillage des articulations sus- et sous-jacentes. Dans ces conditions, la poussée correctrice ne nécessite aucune force puisqu'elle est parfaitement orientée. C'est une des conditions garantissant son innocuité.

Cette manœuvre n'abîme donc aucunement les structures anatomiques et peut donc être pratiquée aussi souvent que nécessaire puisqu'elle restaure les rapports physioanatomiques. Le bruit articulaire régulièrement audible lors de l'exécution de la manœuvre n'est en aucun cas un gage de réussite. Ce bruit ou

« craquement » articulaire n'a aucune valeur thérapeutique.

Il va sans dire qu'il existe des contre-indications à l'utilisation de cette technique et que sa pratique nécessite un apprentissage très sérieux ainsi qu'une longue expérience.

Manipulation à haute vélocité et de haute amplitude

La manœuvre communément appelée le *lift* (figure 7.2) se pratique toujours perpendiculairement aux plans de glissements articulaires de manière à provoquer une décoaptation globale de l'articulation. Elle corrige une impaction articulaire dont l'origine traumatique est la plus vraisemblable.

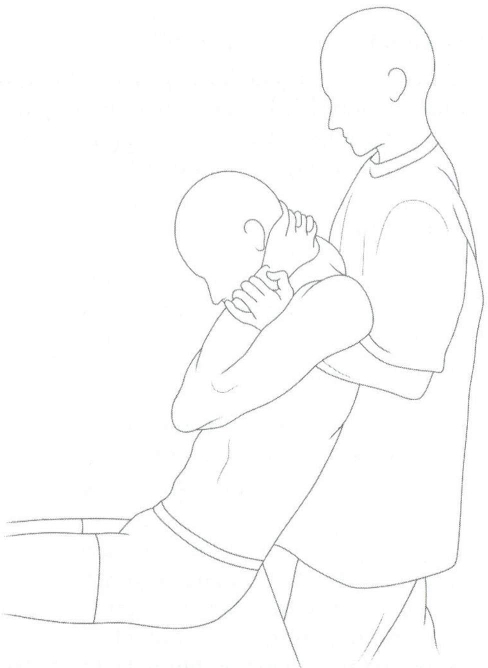

Figure 7.2. Le lift est une technique utilisée pour corriger une impaction articulaire.

General osteopathic treatment

Inspiré par Still lui-même et développé John Martin Littlejohn ensuite, le *general osteopathic treatment* (GOT) consiste, en utilisant une procédure systématique, à améliorer la mobilité articulaire générale de tout l'organisme. Cette méthode simple permet d'optimiser le potentiel d'autoguérison du corps entier en favorisant les échanges liquidiens. Elle intervient à la fois dans le processus diagnostique et dans le processus thérapeutique selon que la main « reçoit » ou « donne ». Le GOT s'inscrit adéquatement dans une procédure de mise en confiance progressive du patient, mais aussi dans le cadre d'une préparation tissulaire à l'application d'une autre technique correctrice plus spécifique.

Manipulations viscérales

Comme nous avons déjà eu l'occasion de le préciser, la notion de mobilité articulaire s'adresse également aux tissus organiques qui bougent par rapport à leur environnement. La mobilité organique est à la fois intrinsèque (c'est la notion de motilité) et relative. Lors des mouvements respiratoires, la coupole diaphragmatique s'abaisse et remonte alternativement, induisant un mouvement du foie, de l'estomac ou des reins. Lors de la marche, les mouvements organiques sont importants et complexes. La motilité et la mobilité sont les moteurs de l'important drainage organique.

Les organes eux-mêmes mais aussi les ligaments, les nerfs, les fascias, etc. peuvent être manipulés spécifiquement afin de rendre cette mobilité physiologique et de garantir la parfaite fonction organique.

Les techniques dites « fonctionnelles »

Introduction

Les techniques fonctionnelles se servent de la fonction d'un tissu musculaire, ligamentaire, tendineux, etc. pour modifier un ou plusieurs éléments structuraux déficients. Les techniques sont nombreuses et se conjuguent ou s'associent quelquefois. C'est la raison pour laquelle nous évoquerons les techniques principales. Comme pour chaque type de technique structurelle, il existe une littérature abondante et très spécifique que nous vous recommandons vivement de consulter.

Muscle energy procedures

Élaboré par Fred Mitchell, le concept thérapeutique de *muscle energy procedures*, extrêmement complet, débute par un diagnostic articulaire très précis qui permet à la fois de définir les causes et la nature des restrictions de la mobilité.

Ce sont des manœuvres correctrices particulièrement indiquées lorsque la dysfonction articulaire est secondaire (DOS), c'est-à-dire lorsqu'elle est la conséquence de l'hypertonicité d'un petit muscle ou d'un ensemble de tissus connexes à l'articulation.

Par une série de contractions musculaires volontaires (isotoniques et contre résistance) effectuées selon une procédure très précise par le patient lui-même, la mobilité physiologique articulaire est retrouvée.

Cette technique convient particulièrement bien aux états aigus et remplace avantageusement une intervention structurelle, souvent mal tolérée dans pareil cas.

Strain and counterstrain

Plus connue sous le nom de son concepteur, le docteur Lawrence Jones, cette technique de *strain and counterstrain* a été traduite en français par « correction spontanée par positionnement »[1].

Partant du principe selon lequel la douleur locale articulaire (ou périarticulaire) dépend de la position de l'articulation dans l'espace et des rapports qu'elle entretient avec les tissus avoisinants, Lawrence Jones a codifié une procédure thérapeutique qui consiste à placer passivement l'articulation dans une position de très grand confort, c'est-à-dire dans laquelle les tensions myofasciales sont réduites au maximum.

Guidée par la main qui « écoute », la position de confort est trouvée et maintenue durant 90 s. C'est dans cette position que le faisceau neuromusculaire douloureux est le plus court et donc le moins sollicité. Le temps consacré à l'exécution de la manœuvre est destiné à étirer les faisceaux musculaires antagonistes.

Lentement et très progressivement, l'ostéopathe ramène l'articulation dans une position neutre.

Les techniques fonctionnelles selon William Johnston

Les techniques fonctionnelles mises au point par William Johnston et ses collaborateurs sont des techniques d'écoute très précises et respectueuses de l'environnement tissulaire.

Elles consistent à guider un segment articulaire dysfonctionnel en utilisant des voies de passage aisées qui n'exacerbent pas les tensions tissulaires déjà existantes. La main qui induit le mouvement correcteur écoute et obéit à celle qui indique la voie à suivre. La correction de la dysfonction articulaire, généralement secondaire, est obtenue lorsque les réactions tissulaires environnantes ont disparu.

Tout comme les techniques myotensives décrites précédemment, ces techniques fonctionnelles sont particulièrement indiquées pour traiter des troubles fonctionnels particulièrement aigus.

Conclusion

Nous avons présenté brièvement quelques familles de techniques couramment utilisées en ostéopathie. La liste n'est pas exhaustive ; ainsi, nous avons volontairement négligé de

1. Voir Lawrence Jones, *Correction spontanée par positionnement*, Paris, Frison-Roche 1985.

mentionner celles, pourtant bien utiles, qui favorisent l'écoute ou l'induction.

Grâce à l'utilisation de ces outils d'intervention, une large palette d'indications thérapeutiques peut être couverte. En utilisant le terme « indication », nous sous-entendons implicitement celui de « contre-indication ». Or, comme nous le soulignions en début de chapitre, il n'y a pas de contre-indication en médecine ostéopathique mais plutôt des « non-indications ». En revanche, les contre-indications sont formelles lorsqu'on évoque l'utilisation des techniques de correction ostéopathique. Il va sans dire qu'une technique à haute vélocité ne peut être appliquée dans tous les cas et que de la qualité d'un levier ou segment osseux dépendra l'utilisation d'une technique de haute amplitude.

Fort heureusement, en combinant les techniques structurelles, fonctionnelles, directes ou indirectes utilisées avec plus ou moins d'amplitude ou de vélocité, chaque situation clinique peut être appréhendée, étant bien entendu que le but ultime du traitement n'est pas de se substituer aux mécanismes d'autoguérison de l'organisme mais, au contraire, de les potentialiser.

Conclusion

À l'heure où les « spécialités » ostéopathiques se multiplient et se définissent par référence à une technique ou à une idéologie, il est important de se rappeler que l'ostéopathe est avant tout un praticien généraliste qui, fidèle au principe de l'unité fonctionnelle de l'organisme, accorde davantage d'importance au mécanisme générant la pathologie qu'au symptôme lui-même.

Très modestement, nous espérons que cet ouvrage facilitera le retour aux sources historiques de l'ostéopathie traditionnelle qui se caractérise notamment par cette vision globale de l'organisme humain.

Les principes sur lesquels se fonde l'ostéopathie sont certes naturels et universels mais plus concrètement, c'est en tant qu'ostéopathe de terrain que nous avons compris, vérifié et intégré leurs valeurs. Sans entrer dans de très hautes considérations philosophiques, il est intéressant de remarquer que la célèbre loi « de cause à effet » est une résultante synthétique de ces trois principes interdépendants gouvernant les multiples fonctions de l'organisme, et permettant aux ostéopathes d'établir une logique diagnostique et thérapeutique.

Pour assurer à la fois « qualité » de vie et « longévité », notre organisme humain doit sans cesse s'adapter, se défendre, équilibrer les paramètres biologiques, physiologiques, chimiques mais aussi... mécaniques, moins connus ou reconnus.

C'est pour mieux s'adapter aux contraintes et pour mieux utiliser les forces gravitationnelles que la charpente ostéoarticulaire humaine est aussi développée dans son ingénierie et dans sa technicité. Par la compréhension des mécanismes fonctionnels et donc aussi dysfonctionnels, l'ostéopathe pourrait être comparé à un ingénieur en mécanique humaine. Lorsque l'ostéopathe utilise ses outils thérapeutiques, il revêt davantage le rôle de mécanicien de l'organisme. Voilà recadrée la mission de l'ostéopathe : écouter, analyser et comprendre, avant d'intervenir. Notre légitimité professionnelle en dépend tout comme notre crédibilité.

Par sa logique, l'ostéopathie semble tellement simple que c'était, il y a encore quelques années, une des probables causes de son discrédit. En revanche, le métier est particulièrement difficile ; l'ostéopathe se devant d'être à la fois « un homme de science » par sa connaissance implicite et fonctionnelle des sciences fondamentales, et « un homme d'art » lorsqu'il applique le juste geste, celui qui soigne ou qui guérit !

Bibliographie

Abeshera A. Traité de médecine ostéopathique, O.M.C. Paris : Frison-Roche, 1986.

Albe-Fessard D. La douleur. Ses mécanismes et les bases de ses traitements. Paris : Masson ; 1996.

Allègre C. La défaite de Platon. Paris : Fayard ; 1995.

Alliran JC. L'ostéopathie et ses techniques. Paris : Maloine ; 1979.

Auquier O, Corriat P. L'ostéopathie comment ça marche ? Paris : Frison-Roche ; 2003.

Barral JP, Mathieu JP, Mercier P. Diagnostic articulaire vertébral. SBO&RTM ; 1981.

Barral JP, Croibier A. Approche ostéopathique du traumatisme. Saint-Étienne : Actes Graphiques ; 1997.

Barral JP, Croibier A. Manipulations des nerfs périphériques. Paris : Elsevier ; 2004.

Barral JP, Mercier P. Manipulations viscérales. T. 1. Paris : Elsevier ; 2004.

Barral JP. Manipulations viscérales 2. Paris : Elsevier ; 2004.

Bates B. Guide de l'examen clinique. Paris : Medsi ; 1980.

Beal MC. The Principles of Palpatory Diagnosis and manipulative Technique, American Academy of Osteopathy.

Bergé P, Pomeau Y, Dubois-Gance M. Des rythmes au chaos. Paris : Odile Jacob ; 1994.

Bienfait M. Bases élémentaires techniques de la thérapie manuelle et de l'ostéopathie. SPEK ; 1991.

Bienfait M. Physiologie de la thérapie manuelle. Saint-Mont : Le Pousoë ; 1987.

Blackman J, Prip K. Mobilisation techniques. Edimbourg : Churchill Livingstone, 1988.

Blétry O, et al. Redécouvrir l'examen clinique, clé du diagnostic. Fasc. 2. Paris : Doin ; 1995.

Bogduk N. Anatomie clinique du rachis lombal et sacré. Paris : Elsevier ; 2005, 360 p.

Bourg M. Éléments de Mécanique. In : Poitout D. Biomécanique orthopédique. Paris : Masson, 1987.

Bowlby J. Charles Darwin. Paris : Presses Universitaires de France ; 1995.

Burnotte J. Cours de biomécanique 1re année, EEO, Maidstone.

Busquet L. Les chaînes musculaires. Paris : Frison-Roche, 2000.

Canguilhem G. Le normal et le pathologique. Quadrige/Presses Universitaires de France ; 1966

Castaing J. Anatomie fonctionnelle de l'appareil locomoteur. Paris : Vigot ; 1960.

Cerisier P. Notion de Résistance des Matériaux. In : Poitout D. Biomécanique Orthopédique. Paris : Masson ; 1987.

Chauffour, Guillot. Le lien mécanique ostéopathique. Paris : Maloine ; 1985.

Colin A. Dictionnaire des noms illustres en médecine, Prodim, 1994.

Corriat P. Syllabus du cours d'ostéopathie. VUB, 1991.

Curtil P, De Coux G. Traité pratique d'ostéopathie structurelle. Bassin-Rachis. Paris : Frison Roche ; 1999.

Delaunoy P. Introduction à la médecine ostéopathique. Maidstone : ESO ; 1983.

Delmas A. Voies et centres nerveux. Paris : Masson ; 1991.

Dousset H. L'examen du malade en clientèle, 6e Ed. Paris : Maloine ; 1972.

Downing CH. Osteopathic Principles in Disease, Ricardo J. Orozco, San Francisco, 1935.

Duval J. Techniques ostéopathiques d'équilibre et d'échanges Réciproques. Rennes : Sully ; 2004.

Duval J. Introduction aux techniques ostéopathiques. Paris : Maloine, 1976.

Epstein O, et al. Examen clinique. Éléments de sémiologie médicale. Paris-Bruxelles : De Boeck Université ; 2000.

Ficat P. Cartilage et arthrose. Paris : Masson, 1979.

Foucault M. Naissance de la clinique. Paris : Presses Universitaires de France, 1963.

Fransoo P. L'examen clinique du lombalgique. Paris : Frison Roche ; 2000.

Fryette H. Principes de la technique ostéopathique. SBO-RTM ; 1983.

Fryette H. Quelques raisons expliquant la réapparition des lésions sacro-iliaques. Traduit par F. Burty et A. Abehsera - Extraits des Year Book de l'académie américaine d'ostéopathie.

Fryette H, Harrison H. Principles of Osteopathic Technic, American Academy of Osteopathy, Col., 1980.

Gabarel B, Roques M. Les fasciae en médecine ostéopathique. Paris : Maloine ; 1985.

Garnier, Delamarre. Dictionnaire des termes médicaux. 24e Ed. Paris : Maloine ; 1995.

Gordon JE. Structures et matériaux. L'explication mécanique des formes. Pour la science, Belin diffusion, 1994.

Grégoire R, Oberlin S. Précis d'anatomie. Paris : Baillère : 1973.

Guillet R, Genety J. Abrégé de médecine du sport. Paris : Masson ; 1984.

Hainaut K. Introduction à la biomécanique. Paris : Maloine Prodim ; 1976.

Hall TE, Wernham J. The contribution of John Martin Littlejohn to Osteopathy, Centenary edition, 1974.

Handoll N. Osteopathy in Britain. Osteopathic supplies ;1986.

Harrisson TR. Principes de Médecine Interne. Paris : Flammarion Médecine-Sciences ; 2005.

Hématy F, Le Tog. Du traitement ostéopathique général à l'ajustement du corps. Paris : Sully ; 2001.

Herman J, Cier JF. Précis de physiologie. Paris : Masson ; 1977.

Hoerni B. Histoire de l'examen clinique, d'Hippocrate à nos jours. Paris : Imothep-Maloine ; 1996.

Hoppenfeld S. Examen clinique des membres et du rachis. Paris : Masson ; 1984.

Issartel LM. L'ostéopathie exactement. Paris : Robert Laffont ; 1983.

Jones LH. Correction spontanée par le positionnement, OMC. Paris : Frison-Roche ; 1985.

Jouanna J. Hippocrate. Paris : Fayard ; 1992.

Kahle W, Leonhardt H, Platzer W. Anatomie 1. Appareil locomoteur. Paris : Flammarion Médecine-Sciences ; 1982.

Kahle W, Leonhardt H, Platzer W. Anatomie 3. Système nerveux. Paris : Flammarion Médecine-Sciences ; 1981.

Kapandji IA. Physiologie articulaire. Paris : Maloine ; 2005.

Korr I. The neurobiologie mechanisms in manipulative therapy. New York : Plenum Press ; 1978.

Korr I. Bases physiologiques de l'ostéopathie. Paris : SBO-RTM-Maloine ; 1982.

Laborit H. L'inhibition de l'action. Biologie, physiologie, psychologie, sociologie. Paris : Masson ; 1981

Lazorthes G. Le système nerveux périphérique. Paris : Masson ; 1971.

Le Corre F, Rageot E. Atlas pratique de médecine manuelle ostéopathique. Paris : Masson ; 2001.

Liévois T. L'anneau Pelvien. Paris : Elsevier ; 2005.

Littlejohn JM. Anatomie et physiologie appliquée, édité par l'auteur.

Littlejohn JM. Notes sur les principes de l'ostéopathie. Maidstone : Éditions du Centenaire ; 1974.

Meyer P, Triadou P. Leçons d'histoire de la pensée médicale. Paris : Odile Jacob ; 1996.

Mitchell F. An evaluation and treatment manual of osteopathic muscle energy procedures, Mitchell, Moran and Puzzo, Mo.

Mitchell FL, Moran, Pruzzo. Manuel d'évaluation et de traitements ostéopathiques. Traduit de l'anglais par F. Burty. ICEPO ; 1979.

Mitchell FL, Mitchell PK. The muscle energy manual. Vol. 1 et 3. Met Press ; 1995 et 1999.

Netter F. The CIBA collection of medical illustration. Vol. 8. CIBA.

Olivier G. Ostéologie et arthrologie. Fascicule 1. Paris : Vigot ; 1981.

Piret S, Beziers MM. La coordination motrice, Masson et Cie, 1971.

Pouilhe G. La dure-mère rachidienne. Mémoire Collégiale Académique, 1994.

Poyet MR. Aux confins de l'ostéopathie... La méthode M.R Poyet. Roger Jollois ; 1990.

Richard JP. La colonne vertébrale en ostéopathie. Aix en Provence : De Verlaque ; 1987.

Rohen JW, Yokochi Ch. Anatomie humaine. Atlas photographique de l'anatomie systématique et topographique. Vol. 1. Paris : Vigot ; 1985.

Rohen JW, Yokochi Ch. Anatomie humaine. Atlas photographique de l'Anatomie systématique et topographique. Vol. 2. Paris : Vigot ; 1985.

Rouviere H. Anatomie humaine. Paris : Masson ; 1967.

Seidel HM Guide de l'examen physique. 2e Ed. Paris : Berti ; 2001.

Solano R. Guide pratique en ostéopathie. Toulouse : Erès ; 1988.

Sournia J.C. Histoire de la médecine. La Découverte, 1992.

Still AT. Philosophy of Osteopathy, Kirkville, MO, 1899

Still AT. Autobiography, Kirksville, MO, 1908.

Still AT. Osteopathy, Research and Practice, Kirksville, MO, 1910.

Still AT. The Philosophy and Mechanical principles of Osteopathy, Hudson, Kimberley Pub. Co. Kansas City MO, 1902.

Stoddard A. Manual of Osteopathic Practice, Hutchinson medical publications, London, 1969.

Struyf-Denys G. Les chaînes musculaires et articulaires. SBO RTM ; 1978.

Testut L. Anatomie topographique. Paris : Doin ; 1935.

Tricot P. L'ostéopathie, une technique pour libérer la vie. Paris : Chiron ; 1992.

Trowbridge C. Andrew Taylor Still. Kirksville : The Thomas Jefferson University Press ; 1991.

Vandervael F. Analyse des mouvements du corps humain. Liège : Éditions Desoer. Paris : Masson, 1966.

Waligora H, Perlemuter L. Anatomie. Paris : Masson ; 1975.

Walter GW. The First School of Osteopathic Medicine, Kirksville College of Osteopathic Medicine, 1992.

Wernham J. Mechanics of the spine. Year Book 1985. Maidstone-EEO.

Wernham J. Mécanique de la colonne vertébrale et du bassin. Clinique ostéopathique de Maidstone ; 1973.

Wernham J. Notes sur les principes de l'ostéopathie par JM. Littlejohn. Clinique ostéopathique de Maidstone ; 1974.

Wernham J. Technique and performance. In : Wernham J. Lectures on osteopathy. Maidstone College of Osteopathy ; 1995.

Willard Frank. Cours d'anatomie organisés par la SCAB– le petit bassin - LLN 2005.

Wright S. Physiologie appliquée à la médecine, 2e Ed. Paris : Flammarion Médecine-Sciences ; 1974.

Year Book. Osteopathie Vision, American Academy of Osteopathy, 1995-1996.